CW00767103

Большая книга ТЕСТОВ

узнай себя и своих близких

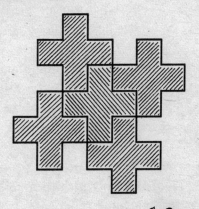

РИПОЛ
КЛАССИК
Москва, 2007

УДК 159.9.07
ББК 88.37
Б79

Составитель И. А. Зайцева

Б79 **Большая книга тестов. Узнай себя и своих близких** / [сост. И. А. Зайцева]. — М.: РИПОЛ классик, 2007. — 256 с.: ил.

ISBN 978-5-386-00228-2

Какой у вас характер? Какой вы собеседник? Коммуникабельны ли вы? Уверены ли вы в себе? Как вы относитесь к другим людям и к жизни в целом? Умеете ли достигать поставленных целей?... Вы получите ответы на эти и многие другие вопросы, пройдя тесты, представленные в книге.

Данная книга будет полезна не только интересующимся психологией. Помимо тестов, в ней представлены различные игры, задачи и головоломки, которые вы можете решать в компании друзей и коллег.

УДК 159.9.07
ББК 88.37

ISBN 978-5-386-00228-2

Глава 1. Характер

В этом разделе вас могут ожидать как неожиданности, так и приятные сюрпризы. Отнеситесь и к тому и к другому как к разным граням вашей личности.

Мы предлагаем вашему вниманию различные психологические упражнения и игры. Испытайте себя на доброту и настойчивость, надежность и верность, внимательность и готовность ко всяким неожиданностям.

Кто вы: жаворонок или сова?

Тех из нас, кто встает рано и предпочитает часы рассвета посвятить работе или другим занятиям, называют «жаворонками». «Совы» же деятельны в вечернее и ночное время, утром они предпочитают поспать подольше.

Существует немало различных тестов, по которым можно определить, к какой категории — «жаворонки», «совы» или аритмики — вы относитесь. Кто же вы?

1. Вам трудно просыпаться рано утром?

а) да, почти всегда — 3;

б) иногда — 2;

в) редко — 1;

г) крайне редко — 0.

2. Если бы у вас была возможность выбора, в какое время вы ложились бы спать?

а) после часа ночи — 3;

б) с 23.00 до 1.00 — 2;

в) с 22.00 до 23.30 — 1;

г) до 22.00 — 0.

3. Какой завтрак вы предпочитаете?

а) плотный — 3;

б) не очень плотный — 1;

в) можно ограничиться вареным яйцом или бутербродом — 2;

г) достаточно чашки чая или кофе — 0.

4. Если вспомнить ваши последние размолвки на работе и дома, то преимущественно в какое время они происходили?

а) в первой половине дня — 1;

б) во второй половине дня — 0.

5. От чего вы бы с легкостью отказались?

а) от утреннего чая или кофе — 2;

б) от вечернего чая — 0.

6. Насколько легко рушатся ваши привычки, связанные с приемом пищи, во время каникул или отпуска?

а) очень легко — 0;

б) достаточно легко — 1;

в) трудно — 2;

г) остаются без изменений — 3.

7. Если ранним утром предстоят важные дела, на сколько раньше вы ложитесь спать по сравнению с обычным распорядком?

а) более чем на 2 часа — 3;

б) на 1–2 часа — 2;

в) меньше чем на 1 час — 1;

г) как обычно — 0.

8. Насколько точно вы можете оценить промежуток времени, равный 1 минуте?

а) меньше минуты — 0;

б) больше минуты — 2.

Подведем итог. 0—7 баллов — вы «жаворонок», 8—13 баллов — аритмик, 14—20 баллов — «сова».

Специалисты, проверяя разные группы людей, пришли к выводу, что «жаворонков» — 20—25%, «сов» — 30—40%, остальные — это «голуби», или аритмики. Воздадим хвалу «жаворонкам» и постараемся найти что-то хорошее и у «сов».

По некоторым данным, «совы» менее других подвержены дезориентации и панике. По мнению доктора медицинских наук Б. Алякринского, «сове» присущи качества, необходимые людям «критических» профессий: космонавтам, летчикам, пожарным и саперам.

Однако «сова» гораздо чаще страдает язвой желудка, гипертонией и стенокардией. Средний суточный выброс гормонов у «сов» в 1,5 раза выше, чем у «жаворонков». Это тот «допинг», за счет которого обеспечивается вечерняя и ночная активность человека. Как любой допинг, он не проходит для организма бесследно.

Как проходит ваше утро

В первые минуты пробуждения вы:

— игнорируете будильник. Вы относитесь к людям, несколько избалованным семьей. Никогда не отказываетесь от удобств, однако совсем не из-за лени. Любите хлопотать по дому до поздней ночи. У вас много фантазии, но мало энергии. В эмоциональной жизни вы несмелы, безынициативны;

— делаете утреннюю зарядку. Вы активны, спокойны, готовы с энтузиазмом принять все, что вам несет начинающийся день — работу или отдых. Заботитесь о фигуре и физической подготовке. По отношению к окружающим вы искренни и открыты;

— смотритесь в зеркало. Вам не хватает уверенности в себе, отсюда — постоянный самоконтроль и забота о здоровье. Только сильное увлечение было бы в состоянии оторвать ваше внимание от собственной особы. Вы серьезно относитесь к служебным обязанностям, очень аккуратны, но скучноваты. Подумайте об этом, потому что скучный человек редко задерживает внимание других надолго;

— делаете телефонные звонки. Вы наделены организаторскими способностями, умеете использовать время. Однако вы живете в состоянии постоянного напряжения и вечером совершенно измучены. Интересуетесь всем и всеми, на каждую тему вам есть что сказать.

Умеете ли вы искренне радоваться

Огорчается человек быстро, часто и обычно без сопротивления, оттого будни кажутся серыми, но не для тех, кто умеет радоваться. Последние ощущают и воспринимают мир по-другому. Попробуйте их расстроить — у вас ничего не получится. А вы умеете радоваться? Ответьте на вопросы, и вам станет это известно.

1. При воспоминании о родительском доме вами овладевает скорее радостное, чем печальное чувство. Да — 10, нет — 5.

2. Вы часто испытываете чувство вины. Да — 5, нет — 10.

3. Оптимизм и искренность — вот важные черты вашего характера. Да — 10, нет — 5.

4. По-вашему, в мире так много зла, что глупо радоваться мелочам. Да — 5, нет — 10.

5. Если вы можете выбирать между истинным спокойствием и взрывом истинной радости, то обычно предпочитаете последнее. Да — 10, нет — 5.

6. Только самым близким, избранным людям вы можете доставить неподдельную радость. Да — 5, нет — 10.

7. Радуя других, вы радуетесь сами. Да — 10, нет — 5.

8. Жизнь научила вас, что никому нельзя доверять. Да — 5, нет — 10.

9. В вашей жизни есть люди, которым вы можете полностью довериться. Да — 10, нет — 5.

10. В вашей жизни больше забот и печали, чем радости. Да — 5, нет — 10.

11. В вашей жизни часто бывают моменты радости и удовлетворения. Да — 10, нет — 5.

12. Вы завидуете людям, умеющим отдаваться радостным чувствам. Да — 5, нет — 10.

13. Вам дано заражать других людей своей радостью. Да — 10, нет — 5.

14. Все можно купить, даже радость, дело только в цене. Да — 5, нет — 10.

15. Вы уверены, что чувство радости — заслуга вашего оптимистичного характера. Да — 10, нет — 5.

Подсчитайте баллы.

100—150 баллов. Радость наполняет мир ваших чувств и переживаний. Вы способны испытывать чувство гораздо более глубокое, чем обычное удовольствие или радость. Вы наделены редким свойством расширять границы собственных ощущений, и, как подлинного исследователя, вас привлекает познание все новых и новых оттенков человеческих переживаний, приносящих радость вам и вашим близким.

50—99 баллов. Радости в вас столько же, сколько и всех других эмоций. Радость вам знакома, но знакомы и причины, мешающие испытывать ее. Порой вы пытаетесь обмануть себя, поверить в то, что мелкое удовольствие в состоянии заменить подлинную радость. Но неужели вы и вправду верите, что радость можно убить серостью жизни, ее темпом, проблемами? А может, стоит изменить что-то в себе и своей жизни?

0—45 баллов. Ваша радость так ничтожно мала, что это заставляет задуматься. Даже если вы считаете свое душевное состояние объективно оправданным, где ваш инстинкт самосохранения? Знайте, что человек появляется на свет с потенциалом радости, заложенным в его генах.

Ваше чувство юмора

1. Если вас обозвали «шляпой», вы:

а) тут же бежите покупать косынку или платок — 1;

б) говорите: «Сам шляпа!» — 3;

в) отвечаете: «Зато модная!» — 5.

2. Если любимый человек дал вам жару, вы:

а) тут же начинаете его «поливать» — 1;

б) набираете «03» — 3;

в) благодарите его за то, что он отдает вам «огонь души своей» — 5.

3. Если вас послали подальше, вы:

а) идете до соседнего перекрестка — 1;

б) начинаете уверять, что не любите дальних путешествий — 3;

в) идете еще дальше — 5.

5. Если вас обокрали, вы:

а) говорите себе: «Не в деньгах счастье» — 1;

б) говорите себе: «Счастье не в деньгах, а в их количестве» — 3;

в) заявляете в милицию — 5.

6. Если кто-то послал вас «в баню», вы:

а) заявляете, что не любите пиво — 1;

б) признаетесь, что предпочитаете сауну — 3;

в) благодарите за заботу о вашей гигиене — 5.

7. Получив на работе выговор от начальника, вы:

а) думаете, что все обошлось — 1;

б) сильно нервничаете — 3;

в) быстро забываете о неприятном инциденте.

8. Если муж неожиданно для вас вымыл пол, вы:

а) спрашиваете его, почему он не вымыл и посуду — 1;

б) отмечаете, что у него появилась тяга к прекрасному полу — 3;

в) радуетесь, что он наконец стал помогать вам — 5.

9. Если кто-то наступил вам на ногу, вы:

а) спрашиваете: он, что, не научился стоять на своих двоих? — 1;

б) радуетесь, что кто-то хочет быть с вами на дружеской ноге — 3;

в) интересуетесь, удобно ли ему стоять — 5.

10. Если на работе вас «ударили рублем», вы:

а) радуетесь, что не сторублевой монетой — 1;

б) сообщаете всем, что теперь вы «в ударе» — 3;

в) пишете заявление с просьбой, чтобы впредь вас били только долларом — 5.

Теперь суммируйте набранные вами баллы. Если вы набрали от 30 до 50 баллов, значит, вы обладаете поразительным чувством юмора. Если же набрали меньше, то самое смешное у вас еще впереди!

Как вы смеетесь

Авторы этого теста считают, что характер человека можно узнать по его поступкам или манере разговаривать. Каждый из нас имеет характерные жесты и движения, которые он не контролирует. Это касается и смеха. Как бы вы ни смеялись — громко, потихоньку, смущенно, насмешливо, звонко или с хрипотцой, всегда смех в какой-то мере соответствует вашему характеру. Предлагаем читателям 10 наиболее распространенных видов смеха. Вам нужно найти в этом десятке свою манеру смеяться, а затем немного узнать о своем характере.

1. Касаетесь ли вы при смехе мизинцем своих губ? Если да, то это означает, что у вас имеются собственные представления о хорошем тоне и что вы твердо следуете этим представлениям всегда и везде. Вам нравится быть в центре внимания.

2. Прикрываете ли при смехе рот рукой? Если да, то вы не слишком уверены в себе, часто смущаетесь, предпочитаете оставаться в тени и, как говорят, не раскрываться. Наш совет: не перегибайте с самоанализом и чрезмерной самокритикой.

3. Часто ли при смехе запрокидываете голову? Если да, то вы, очевидно, доверчивы и легковерны, но в то же время обладаете широкой натурой. Иногда делаете неожиданные поступки, поддаваясь лишь своим чувствам, а стоит, пожалуй, больше полагаться на разум.

4. Касаетесь ли при смехе рукой лица или головы? Если да, то скорее всего вы мечтатель, фантазер. Это, конечно, неплохо, но надо ли так стараться осуществить свои грезы, порой нереальные? Больше трезвости и реалистичного подхода к жизненным проблемам — вот вам наш совет.

5. Морщите ли нос, когда смеетесь? Если да, то ваши чувства и взгляды быстро и часто меняются. Вы человек эмоциональный и, видимо, капризны, легко поддаетесь минутному настроению, что создает трудности и для вас, и для окружающих.

6. Смеетесь громко, приоткрыв рот. Если да, то вы принадлежите к людям темпераментным, подвижным. Вам не помешало бы приобрести немного сдержанности и умеренности. Вы умеете говорить, но умейте и послушать!

7. Наклоняете голову, прежде чем тихонько рассмеяться? Если да, то вы из людей добросердечных, совестливых, привыкших приспосабливаться к обстановке и людям. Ваши чувства и поступки всегда под контролем. Никого никогда не огорчите, не расстроите.

8. Держитесь ли при смехе за подбородок? Если да, то какой бы ни был ваш возраст, совершенно очевидно, что в своем характере вы сохранили черты юности. И наверное, поэтому поступаете часто без долгих раздумий.

9. Прищуриваете ли веки, когда смеетесь? Если да, то это свидетельствует об уравновешенности, вашей уверенности в себе, незауряд-

ном уме. Вы деятельны и настойчивы, иногда, быть может, больше, чем нужно, — в таких случаях постарайтесь взглянуть на себя как бы со стороны.

10. У вас нет определенной манеры смеяться. Если да, то, очевидно, вы принадлежите к индивидуалистам: во всем и всегда в первую очередь руководствуетесь собственным мнением, часто пренебрегая взглядами других.

Разумеется, существует еще много разных манер смеяться, а еще больше черт характера. Поэтому вполне возможно, что вы не найдете в этом тесте вашей собственной манеры. А может быть, найдете, но не согласитесь с трактовкой черт вашего характера. Тогда вспомните о чувстве юмора — в конце концов, почти в каждом тесте есть доля шутки.

Вы и творчество

Этот тест расскажет вам о том, насколько у вас развиты творческие способности.

1. Считаете ли вы, что окружающий вас мир можно улучшить?

а) да — 3;

б) нет, он и так достаточно хорош — 1;

в) да, но только кое в чем — 2.

2. Вы можете участвовать в значительных изменениях окружающей вас среды?

а) да, в большинстве случаев — 3;

б) нет — 1;

в) да, в некоторых случаях — 2.

3. Верно ли, что некоторые ваши идеи привели бы к значительному прогрессу в сфере вашей деятельности?

а) да — 3;

б) да, при благоприятных обстоятельствах — 1;

в) в некоторой степени — 2.

4. Считаете ли вы, что в будущем будете играть столь важную роль, что сможете принципиально что-то изменить?

а) да, наверняка — 3;

б) маловероятно — 1;

в) возможно — 2.

5. Когда вы решаете предпринять какое-то действие, уверены ли вы, что осуществите свое начинание?

а) да — 3;

б) часто сомневаетесь — 1;

в) нет — 2.

6. Испытываете ли вы желание заняться делом, которого абсолютно не знаете?

а) да, неизвестное вас привлекает — 3;

б) неизвестное вас не интересует — 1;

в) все зависит от характера этого дела — 2.

7. Вам приходится заниматься незнакомым делом. Испытываете ли вы желание добиться в нем совершенства?

а) да — 3;

б) удовлетворитесь тем, чего добились — 1;

в) да, если вам это нравится — 2.

8. Если дело, которого вы не знаете, вам нравится, хотите ли вы знать о нем все?

а) да — 3;

б) нет, вы хотите научиться только основному — 1;

в) нет, вы только хотите удовлетворить свое любопытство — 2.

9. Когда вы терпите неудачу, то:

а) какое-то время упорствуете вопреки здравому смыслу — 3;

б) махнете рукой на эту затею — 1;

в) продолжаете делать свое дело — 2.

10. По-вашему, профессию надо выбирать, исходя из:

а) своих возможностей и дальнейших перспектив — 3;

б) стабильности, значимости профессии, ее востребованности — 1;

в) преимуществ, которые она обеспечит — 2.

11. Путешествуя, могли бы вы легко ориентироваться в маршруте, по которому уже прошли?

а) да — 3;

б) нет, боитесь сбиться с пути — 1;

в) да, но только там, где местность вам понравилась — 2.

12. Сразу же после какой-то беседы можете ли вы вспомнить все, что говорилось?

а) да, без труда — 3;

б) чаще вспомнить не можете — 1;

в) запоминаете только то, что вас интересует — 2.

13. Когда вы слышите слово на незнакомом вам языке, можете повторить его без ошибки?

а) да, без затруднений — 3;

б) да, если это слово легко запомнить — 1;

в) да, но не совсем правильно — 2.

14. В свободное время вы предпочитаете:

а) остаться наедине с собой, поразмыслить — 3;

б) находиться в компании — 1;

в) вам это безразлично — 2.

15. Вы занимаетесь каким-либо делом. Решаете прекратить это занятие, когда:

а) дело закончено и кажется вам отлично выполненным — 3;

б) вы более-менее довольны — 1;

в) вам еще не удалось все сделать — 2.

16. Когда вы одни, то:

а) любите мечтать о каких-то абстрактных вещах — 3;

б) пытаетесь найти себе конкретное занятие — 1;

в) любите помечтать о вещах, которые связаны с вашей работой — 2.

17. Когда какая-то идея захватывает вас, вы станете думать о ней:

а) независимо от того, где и с кем вы находитесь — 3;

б) вы можете делать это только в одиночестве — 1;

в) только там, где будет не слишком шумно — 2.

18. Когда вы отстаиваете какую-то идею:

а) можете отказаться от нее, если выслушаете убедительные аргументы оппонентов — 3;

б) останетесь при своем мнении, какие бы аргументы ни выслушали — 2;

в) измените свое мнение, если сопротивление окажется слишком сильным — 1.

Итак, подсчитайте баллы.

49 и более баллов. В вас заложен значительный творческий потенциал, который предоставляет вам богатый выбор творческих возможностей. Если вы на самом деле сможете применить ваши способности, то вам доступны самые разнообразные формы творчества.

24—48 баллов. У вас нормальный творческий потенциал.

Вы обладаете теми качествами, которые позволяют вам творить, но у вас есть и проблемы, которые тормозят процесс творчества. Во всяком случае, ваш потенциал позволит вам проявить себя, если вы, конечно, этого пожелаете.

23 и менее баллов. Ваш творческий потенциал, увы, невелик. Но может быть, вы просто недооценили себя, свои способности? Отсутствие веры в свои силы может привести вас к мысли, что вы вообще не способны к творчеству. Избавьтесь от этого и таким образом решите проблему.

Ваш психологический возраст

Тест позволяет оценить возраст как фактическое состояние психики, который часто отличается от паспортного.

Вам будет предложено 9 вопросов и 5 вариантов ответов на каждый под буквами «а», «б», «в», «г» и «д». Выберите наиболее подходящий вам вариант.

1. Вы опаздываете и находитесь неподалеку от автобусной остановки. Подходит автобус. Что вы сделаете?

а) побежите, чтобы успеть;

б) будете идти как можно быстрее;

в) будете идти немного быстрее, чем обычно;

г) будете идти, как и шли;

д) посмотрите, не идет ли следующий автобус, а потом решите, что делать.

2. Ваше отношение к моде:

а) признаете и стараетесь соответствовать ей;

б) признаете то, что вам подходит;

в) не признаете современных экстравагантных моделей;

г) не признаете современной моды вообще;

д) признаете и отвергаете, смотря по настроению.

3. В свободное время вы охотнее всего:

а) проводите время с приятелями;

б) смотрите телевизор;

в) читаете художественную литературу;

г) разгадываете кроссворды;

д) занимаетесь чем угодно.

4. На ваших глазах совершается явная несправедливость. Ваши действия?

а) сразу постараетесь восстановить справедливость всеми доступными средствами;

б) встанете на сторону пострадавшего и постараетесь ему помочь;

в) постараетесь восстановить справедливость в рамках закона;

г) осудите про себя несправедливость и продолжите свои дела;

д) вмешаетесь в обсуждение, не высказывая своего мнения.

5. Когда вы слушаете современную молодежную музыку, то:

а) приходите в восторг;

б) думаете, что и этим нужно «переболеть»;

в) раздражаетесь и выражаете протест;

г) не признаете этот шум и грохот;

д) считаете, что на вкус и цвет товарищей нет.

6. Вы находитесь в дружеской компании. Что для вас наиболее важно?

а) возможность продемонстрировать свои способности;

б) сделать так, чтобы люди вас не забыли;

в) соблюсти приличия;

г) не выделяться;

д) вести себя в соответствии с нормами, принятыми в этой компании.

7. Какая работа вам нравится?

а) содержащая элементы неожиданности и риска;

б) разная, но не монотонная;

в) такая, где можно использовать свой опыт и знания;

г) нетрудная;

д) смотря по настроению.

8. Насколько вы предусмотрительны?

а) склонны приниматься за дела, не раздумывая;

б) предпочитаете сначала действовать, а уже потом рассуждать;

в) предпочитаете не участвовать в делах, пока не выяснены хотя бы основные их последствия;

г) предпочитаете участвовать только в таких делах, где гарантирован успех;

д) относитесь к делам в зависимости от ситуации.

9. Доверчивы ли вы?

а) доверяете некоторым людям;

б) доверяете многим людям;

в) не доверяете многим;

г) не доверяете никому;

д) все зависит от того, с кем имеете дело.

10. Какое настроение для вас характерно?

а) преобладает оптимистическое;

б) часто оптимистическое;

в) часто пессимистическое;

г) преобладает пессимистическое;

д) в зависимости от обстоятельств.

Подсчитайте отдельно количество положительных ответов по каждой позиции от «б» до «д». Затем найдите общую сумму по формуле Т = 2 (б + 3в + 4г + 2д). Полученная цифра — ваш психологический возраст.

Если количество баллов совпадает с вашим возрастом, то все в порядке. Для тех, кто занимается творческой деятельностью, желательно, чтобы психологический возраст не опережал паспортный. А если после 30 лет он отстанет, то это будет значить, что вы в хорошей форме, свободны от стереотипов и ваши возможности далеко не исчерпаны. Когда ваш психологический возраст идет немного впереди, тоже неплохо: значит, вы успешно справитесь со стандартными действиями, требующими четкости и пунктуальности.

Насколько развита ваша фантазия

Кто вы: мечтатель или прагматик? Ответьте на вопросы этого теста и суммируйте полученные баллы.

1. Вы рисуете? Да — 2, нет — 1.

2. Часто ли грустите? Да — 1, нет — 2.

3. Когда рассказываете какой-нибудь подлинный случай, прибегаете ли к вымышленным подробностям для украшения? Да — 1, нет — 0.

4. Проявляете ли инициативу в работе? Да — 2, нет — 1.

5. Размашистый ли у вас почерк? Да — 1, нет — 0.

6. Руководствуетесь ли вы в одежде больше собственным вкусом, чем модой? Да — 2, нет — 1.

7. Когда скучаете на совещании, рисуете ли одни и те же фигурки? Да — 0, нет — 1.

8. Когда слушаете музыку, возникают ли у вас образы, связанные с мелодией? Да — 1, нет — 0.

9. Любите ли писать длинные письма? Да — 2, нет — 1.

10. Снятся ли вам иногда необыкновенные сны? Да — 1, нет — 0.

11. Представляете ли себе место, в которое стремитесь попасть, но знаете его только по рассказам знакомых? Да — 1, нет — 0.

12. Часто ли плачете при просмотре фильма? Да — 1, нет — 0.

Подсчитайте баллы.

14—16 баллов. У вас буйная фантазия. Если сумеете умело ею воспользоваться, жизнь может стать гораздо богаче и принесет много радости также и людям, окружающим вас.

9—12 баллов. Ваша фантазия — не из самых слабых, и только от вас зависит, сумеете ли вы ее развить.

5—8 баллов. Вы реалист, не витаете в облаках, а иногда это так необходимо.

Для тех, чей результат теста менее 14 баллов, мы приводим упражнение по визуализации образов. Оно позволит сначала развить, а затем конструктивно использовать вашу фантазию. При выполнении этого упражнения, если захотите, можете лечь. Закройте глаза и в течение некоторого времени сосредоточьтесь на своем дыхании. Вообразите большой белый экран. Представьте на экране любой цветок. Уберите цветок с экрана, а вместо него поместите белую розу. Поменяйте белую розу на красную. Если у вас возникли трудности, вообразите, что вы кисточкой покрасили розу в красный цвет. Уберите розу и представьте комнату, в которой вы находитесь: всю ее обстановку, мебель, цвет обоев и т. п. Переверните картинку. Посмотрите на комнату с потолка. Если это трудно сделать, вообразите себя на потолке, смотрящим на комнату и всю обстановку сверху вниз. Теперь снова вообразите большой белый экран. Поместите синий фильтр перед источником света так, чтобы весь экран стал ярко-синим. Поменяйте синий фильтр на красный. Сделайте экран зеленым. Представляйте любые цвета и изображения на свое усмотрение.

Когда вы впервые будете проделывать это упражнение по визуализации, возможно, вы не сможете достигнуть всех эффектов — таких, как поворот комнаты или смена цветов. Упражнение можно выполнять вдвоем — вы расслаблены, а кто-то читает вам текст вслух. Однако пустой экран, цветок и обстановка вашей комнаты могут быть представлены свободно и без чьей-либо помощи. И это уже достаточное доказательство того, что продуцируемые вами образы в вашей власти, вы вольны вызывать или не вызывать их.

Вы мечтатель или реалист?

Одни любят рисовать. Другие могут целыми днями слушать музыку. Такие люди обычно тонко чувствуют все, что происходит вокруг. Иными словами, они любят красоту. Для них искусство — украшение жизни. Насколько вы артистичны и цените красоту окружающего мира? Ответьте на вопросы этого теста и вы получите ответ.

1. Есть ли разница между словами «тон» и «нюанс»?

Да — 1, нет — 0.

2. Можете ли вы жить в неуютной квартире и не замечать этого?

Да — 0, нет — 1.

3. Вы любите рисовать?

Да — 1, нет — 0.

4. Одеваетесь ли вы в соответствии с собственным вкусом, а не с модой?

Да — 1, нет — 0.

5. Говорят ли вам что-нибудь следующие имена: Мане, Ван Дейк, Хосе Рибера, Фальконе?

Да — 1, нет — 0.

6. У вас очень плохой почерк?

Да — 0, нет — 1.

7. Стараетесь ли вы одеваться в одной цветовой гамме?

Да — 1, нет — 0.

8. Любите посещать музеи?

Да — 1, нет — 0.

9. Остановитесь ли по пути, чтобы полюбоваться закатом?

Да — 1, нет — 0.

10. Вы любите чертить геометрические фигуры?

Да — 0, нет — 1.

11. Имеете ли привычку украшать незатейливые блюда даже в будние дни?

Да — 1, нет — 0.

12. Склонны ли вы долго бродить по улицам?

Да — 1, нет — 0.

13. Любите одиночество?

Да — 1, нет — 0.

14. Вам кажется неуместным, когда кто-то начинает декламировать стихи?

Да — 0, нет — 1.

15. Слушаете ли вы музыку только ради развлечения?

Да — 0, нет — 1.

16. Надолго запоминаете красивые пейзажи?

Да — 1, нет — 0.

17. Вам кажутся очень красивыми морские камни?

Да — 1, нет — 0.

18. Любите новые встречи и знакомства?

Да — 0, нет — 1.

19. Нравится вам читать стихи вслух?

Да — 1, нет — 0.

20. Не было ли у вас желания разрисовать стены в своей комнате?

Да — 1, нет — 0.

21. Часто ли меняете прическу?

Да — 1, нет — 0.

22. Переставляете мебель у себя дома?

Да — 1, нет — 0.

23. Вы пробовали когда-нибудь сочинять песни?

Да — 1, нет — 0.

24. Пишете стихи?

Да — 1, нет — 0.

Если у вас больше 16 баллов, можно сказать совершенно определенно одно: бесспорно, у вас есть чувство красоты, свойственное натуре артистической.

8–16 баллов. Что ж, вы иногда витаете в облаках, но, хотя красота вам небезразлична, вы скорее рационалист. Короче говоря, вы всегда сочетаете приятное с полезным.

Меньше 4 баллов. Такого человека, как вы, вряд ли остановит красота восхода или заката. Задумайтесь об этом, прочитав цитату из книги «Даоаэцзин»: «Когда в Поднебесной узнали, что красота — это красота, появилось уродство. Когда узнали, что добро — это добро, появилось и зло. Вот почему бытие и небытие друг друга порождают, трудное и легкое друг друга создают, короткое и длинное

друг другом измеряются, высокое и низкое друг
к другу тянутся, звуки и голоса друг с другом
гармонируют, предыдущее и последующее друг
за другом следуют. Вот почему мудрец действует недеянием и учит молчанием...».

Внимательны ли вы

Есть люди, которые всегда начеку — почти
ничто не может их ошеломить, поставить в ту-
пик. Их полная противоположность — люди
рассеянные и невнимательные, которые теряют-
ся в самых простых ситуациях.

Предлагаемый тест — скорее игра, чем
повод для серьезных выводов, но все же, может быть, он заставит вас кое о чем призаду-
маться.

Ответьте утвердительно или отрицательно
на следующие вопросы.

1. Часто ли вы проигрываете из-за невни-
мания?

2. Разыгрывают ли вас друзья и знакомые?

3. Умеете ли вы заниматься каким-либо делом и одновременно слушать то, о чем говорят
вокруг вас?

4. Находили ли вы когда-нибудь на улице
деньги или ключи?

5. Смотрите ли внимательно по сторонам,
когда переходите улицу?

6. Способны ли вспомнить в деталях фильм,
который посмотрели 2 дня назад?

7. Раздражает ли вас, когда кто-то отрывает вас от чтения книги, газеты, просмотра телепередачи или какого-либо иного занятия?

8. Проверяете ли сдачу в магазине сразу у кассы?

9. Быстро ли находите в квартире нужную вещь?

10. Вздрагиваете ли, если вас внезапно кто-то окликнет на улице?

11. Бывает ли, что вы одного человека принимаете за другого?

12. Увлекшись беседой, можете ли пропустить нужную вам остановку?

13. Можете ли вы, не задумываясь, назвать даты рождения ваших близких?

14. Легко ли пробуждаетесь ото сна?

15. Найдете ли вы в большом городе без посторонней помощи то место (музей, кинотеатр, магазин, учреждение), где были один раз в прошлом году в прошлом году?

По одному баллу оцениваете ответы «да» на вопросы 2, 3, 4, 5, 6, 8, 9, 13, 14, 15 и ответы «нет» на вопросы 1, 7, 10, 11, 12. Суммируйте баллы.

Результат: 11 и более баллов. Вы удивительно внимательны и проницательны. Такой памяти остается только позавидовать — это дано не каждому.

5—10 баллов. Вы достаточно внимательны, не забываете ничего важного. Однако, как говорится, и на старуху бывает проруха — кое-что можете запамятовать, иногда проявляете рассеянность, что оборачивается досадными недоразумениями. И все же вы способны в ответственный момент сосредоточиться и не допустить какой-либо промашки.

4 и менее баллов. Вы очень рассеянны, и это является причиной многих неприятностей в вашей жизни. Когда вас в этом упрекают, вы, бывает, отвечаете с улыбкой, что просто мечтательны и не придаете значения всяким пустякам. Пустякам ли? Ведь из-за вашей невнимательности неприятности терпят и окружающие — что значит, например, забыть закрыть водопроводный кран или потерять взятую у кого-то редкую книгу? Бывает, что люди даже бравируют своей рассеянностью, хотя, если разобраться. Это качество отрицательное. Конечно, нередко — скажем, людям преклонного возраста — оно не подвластно. Но каждому, особенно в молодые годы, под силу перебороть свою невнимательность, воспитать собранность и постоянно тренировать память.

Насколько вы добры

Все люди разные... Одни готовы отдать последнее первому встречному, другим и снега зимой жалко. А к какой категории людей относитесь вы сами? Всегда ли вы добры и внимательны к окружающим? На эти вопросы вам поможет ответить этот тест.

1. У вас появились деньги. Могли бы вы истратить все, что есть, на подарки друзьям?

Да — 1, нет — 0.

2. Товарищ рассказывает вам о своих проблемах. Если вас это мало интересует, дадите ли вы ему понять?

Да — 0, нет — 1.

3. Если ваш партнер плохо играет в шахматы или другую игру, будете ли вы иногда ему поддаваться, чтобы сделать приятное?

Да — 1, нет — 0.

4. Часто ли вы говорите приятное людям, чтобы просто поднять им настроение?

Да — 1, нет — 0.

5. Любите ли вы злые шуточки?

Да — 0, нет — 1.

6. Вы злопамятны?

Да — 0, нет — 1.

7. Сможете ли вы терпеливо выслушать даже то, что вас совершенно не интересует?

Да — 1, нет — 0.

8. Умеете ли вы на практике применять свои способности?

Да — 0, нет — 1.

9. Бросаете ли вы игру, если начинаете проигрывать?

Да — 0, нет — 1.

10. Если вы уверены в своей правоте, отказываетесь ли вы слушать аргументы оппонента?

Да — 0, нет — 1.

11. Вы охотно выполняете просьбы?

Да — 1, нет — 0.

12. Станете вы подтрунивать над кем-то, чтобы развеселить окружающих?

Да — 0, нет — 1.

Вы набрали больше 8 баллов. Вы любезны, нравитесь окружающим, умеете хорошо обращаться с людьми. У вас много друзей. Одно предостережение: никогда не пытайтесь иметь хорошие отношения со всеми — всем не угодишь, да и на пользу вам это не пойдет.

4–8 баллов. Ну что же, ваша доброта — вопрос случая. Добры вы далеко не со всеми. Для одних вы можете пойти на все, но общение с вами более чем неприятно для тех, кто вам не нравится. Это не так уж плохо. Но, наверное, надо стараться быть ровным со всеми, чтобы люди не обижались.

Вы набрали меньше 4 баллов. Общение с вами, надо признаться, порой бывает просто мукой даже для самых близких вам людей. Будьте доброжелательнее, и у вас будет больше друзей. Ведь дружба требует доброго отношения.

Управляете ли вы своей жизнью

Характер человека, как известно, проявляется в поступках, в отношении к людям, в выборе, который каждый из нас делает в той или иной ситуации. Если вы хотите лучше узнать себя, ответьте на каждый из предлагаемых вопросов («да», «нет», «не знаю»). Это, конечно, не экзамен, но все-таки важно, чтобы, отвечая, вы не лукавили перед самим собой.

1. Я всегда чувствую ответственность за все, что происходит в моей жизни.

2. В моей жизни не было бы столько проблем, если бы некоторые люди изменили свое отношение ко мне.

3. Я предпочитаю действовать, а не размышлять над причинами моих неудач.

4. Иногда мне кажется, что я родился (родилась) под несчастливой звездой.

5. Я считаю, что алкоголики сами виноваты в своей болезни.

6. Иногда я думаю, что за многое в моей жизни ответственны те люди, под влиянием которых я стал (стала) таким (такой), какой (какая) есть.

7. Если я простужаюсь, предпочитаю лечиться самостоятельно, а не идти к врачу.

8. Я считаю, что во вздорности и агрессивности, которые так раздражают в человеке, чаще всего виноваты другие люди.

9. Я считаю, что любую проблему можно решить, и не понимаю тех, у кого вечно возникают какие-то жизненные трудности.

10. Я люблю помогать людям, потому что чувствую благодарность за то, что другие сделали для меня.

11. Если происходит конфликт, то размышляя о том, кто в нем виноват, я обычно начинаю с себя.

12. Если черная кошка перейдет мне дорогу, я перехожу на другую сторону улицы.

13. Я считаю, что каждый человек, независимо от обстоятельств, должен быть сильным и самостоятельным.

14. Я знаю свои недостатки, но хочу, чтобы окружающие относились к ним снисходительно.

15. Обычно я мирюсь с ситуацией, повлиять на которую не в состоянии.

За каждый ответ «да» на вопросы 1, 3, 5, 7, 9, 11, 13 и ответ «нет» на вопросы 2, 4, 6, 8, 10, 12, 14, 15 поставьте себе по 10 баллов. За ответы «не знаю» — по 5 баллов. Подсчитайте общее количество баллов.

100–150 баллов. Вы управляете собственной жизнью, чувствуете ответственность за все, что с вами происходит, многое берете на себя, преодолеваете трудности, не преувеличивая их, не возводя в ранг жизненных проблем. Вы видите перед собой задачу и думаете над тем, как ее можно решить. Что вы при этом чувствуете, что происходит в вашей душе — для окружающих загадка.

50–99 баллов. Вы охотно бываете рулевым, но можете, если это необходимо, передать штурвал в верные руки. При оценке причин собственных трудностей вы вполне реалистичны. Гибкость, рассудительность и чуткость всегда бывают вашими союзниками. Случаются ситуации, которые никак вас не касаются, вы не несете за них ни ответственности и тем не менее, если требуется, все-таки берете ответственность на себя. Вы обычно знаете, когда это нужно сделать. Вы умеете жить в добром согласии с другими людьми, не нарушая внутренней гармонии с самим собой.

Меньше 50 баллов. Вы часто бываете пассажиром в своей жизни, легко подчиняетесь внешним силам, говоря: так сложились обстоятельства, судьба и т. п. В своих трудностях вы обвиняете кого угодно, только не себя. Настоящая независимость кажется вам недостижимой и невозможной. Тем не менее вы умеете мирно сосуществовать с другими, не придавая значения тому, какие это люди и как они относятся к вам.

Самостоятельны ли вы

Есть люди, которые боятся брать на себя ответственность. Они настолько нерешительны, что пытаются переложить свои проблемы на других. Надеемся, что вы не принадлежите к их числу. Наш тест позволит вам в этом убедиться еще раз.

1. Закончив школу, как вы принимали решение о дальнейшей работе, будущей профессии?

а) решали самостоятельно, следуя своему увлечению, своим данным;

б) прислушивались к мнению своих родителей, родственников;

в) прислушивались к совету только близких друзей.

2. На что вы рассчитывали, поступая в выбранное вами учебное заведение?

а) только на свои силы;

б) на благоприятный исход вступительных экзаменов;

в) только на связи.

3. Как во время учебы вы готовились к экзаменам, занятиям?

а) рассчитывали на свое трудолюбие;

б) иногда просили помочь преподавателей и однокурсников;

в) рассчитывали только на чужую помощь.

4. Как вы поступили на работу?

а) по распределению;

б) прежде всего использовали информацию знакомых, знающих людей;

в) благодаря связям.

5. Каким образом вы принимаете решения в сложных ситуациях?

а) рассчитываете только на свой опыт и знания;

б) иногда консультируетесь и с коллегами;

в) всегда советуетесь.

6. Чем был продиктован ваш выбор перед вступлением в брак?

а) вы сами приняли окончательное решение;

б) вы прислушались к мнению близких;

в) прежде всего вы представили своего избранника (избранницу) своим близким, посоветовались с ними.

7. Если ваш муж (жена) в командировке, в состоянии ли вы сами, допустим, выбрать жилье, мебель, принять другие важные решения?

а) да;

б) конечно, вы это можете сделать, но лучше бы отложить решение;

в) нет.

8. Насколько упорно в подростковом возрасте вы отстаивали свое мнение?

а) всегда отстаивали, по этому поводу у вас даже были конфликты с родителями;

б) отстаивали, но сохраняли уважение и к мнению родителей;

в) вы ни на что не могли решиться сами.

9. Отстаиваете ли вы свое мнение на службе, дома, с друзьями?

а) разумеется, независимо от обстоятельств;

б) в большинстве случаев да;

в) редко.

10. Как вы развиваетесь в служебной, общественной, интеллектуальной сферах как личность?

а) полностью отдаете себя профессии;

б) для вас очень важно мнение вашей супруги (супруга) и близких;

в) вы полностью полагаетесь на мнение близких.

11. Если вы видите, что ваш муж (жена) или близкие делают что-то во вред своему здоровью:

а) вы заставляете его (ее) или близких контролировать себя;

б) тактично подсказываете, что нужно сделать;

в) стараетесь подсказать, но это вам редко удается.

За каждый ответ «а» запишите себе 4 балла, «б» — 2, «в» — 0.

30—44 балла. Вы чересчур самостоятельны во всех отношениях. Вы не только не терпите какого-либо вмешательства в ваши дела, но и не прислушиваетесь к чужому мнению. Уверены ли вы, что всегда сможете точно оценивать плюсы и минусы какого-либо решения? Не проявляете ли вы излишнее упрямство в достижении какой-нибудь цели? Помните, что самоуверенность хороша только в меру, в противном случае она превращается в недостаток.

15—29 баллов. У вас сильный характер, вы неплохо переносите стрессы. Вы надежный друг. Ваша уверенность в себе и в будущем обоснованна. Вы независимы, но всегда прислушиваетесь к мнению окружающих, которые вас за это ценят.

0—14 баллов. Вы очень нерешительны. Настолько, что это, простите, граничит с малодушием. Может быть, поэтому к вам иногда относятся с пренебрежением? Почему бы вам не попробовать проявить больше самостоятельности? Конечно, в разумных пределах. Может быть, стоит сделать и так, чтобы ваша нерешительность не была написана у вас на лице? Станьте более самостоятельным, и у вас появится уверенность в себе, которой вам так не хватает.

Какое начало (женское или мужское) в вас преобладает?

Согласно распространенному стереотипу, мужчина должен быть сильным, смелым, умным и рассудительным, женщина — нежной, впечатлительной, ранимой и чуткой. Между тем в жизни все меняется, и сейчас уже трудно встретить мужчин и женщин, полностью соответствующих общепринятым нормам. Предлагаемый тест поможет вам лучше разобраться в себе, убедиться в наличии того, что обычно понимают под подсознательной мужественностью или женственностью.

1. Если представляется случай, люблю исполнять роль первой скрипки в обществе.

Да — 10, нет — 0, не знаю — 5.

2. В трудном или спорном положении жду поддержки от самого близкого человека.

Да — 0, нет — 10.

3. В любом деле умею с легкостью принимать решения.

Да — 10, нет — 0.

4. Отличаюсь впечатлительностью, во мне легко вызвать сострадание.

Да — 0, нет — 10.

5. Умею постоять за свой авторитет.

Да — 10, нет — 0.

6. Забочусь о своей внешности, и это доставляет мне удовольствие.

Да — 0, нет — 10.

7. Обычно стараюсь приспособиться к обстоятельствам, а не действовать по первому побуждению.

Да — 10, нет — 0.

8. Иногда кокетничаю с представителями противоположного пола.

Да — 0, нет — 10.

9. Обладаю большой психической силой и независим в действиях.

Да — 10, нет — 0.

10. Всегда ношу с собой зеркальце.

Да — 0, нет — 10.

11. Умею не только долго помнить обиду, но и отплатить тем же.

Да — 10, нет — 0.

12. Не отличаюсь выдержкой и не умею сохранять хладнокровие в любой ситуации.

Да — 0, нет — 10.

13. Считаю, что любовь — это сокровенное переживание, не нуждающееся в непременном внешнем проявлении.

Да — 0, нет — 10.

14. Романтика — моя стихия.

Да — 0, нет — 10.

15. Мой характер схож с характером моего отца.

Да — 10, нет — 0.

100–150 баллов. Вы обладатель стопроцентно мужской психики. Решительность, самостоятельность, независимость — вот ваши сильные стороны. Вы умеете быть опорой для другого человека и знаете, зачем живете на этом свете.

Ваши жизненные принципы вызывают уважение. Если вы мужчина, ваши ответы наводят на мысль о некоторой схематичности, стереотипности понимания вопросов пола и собственной мужественности. Но если женщина, довольны ли вы собой?

50—99 баллов. В зависимости от необходимости вы обнаруживаете как типично мужские черты, так и классически женские, сочетая мягкость с решительностью, а впечатлительность с благоразумием. Может быть, иногда жизненные ситуации потребуют от вас поступков, которые вы считаете более свойственными противоположному полу, тем не менее умение приспосабливаться и большая психическая гибкость будут вашими союзниками в любых ситуациях.

0—49 баллов. Вы стопроцентная женщина. Сегодня это редкий тип человека. Если вы любите готовить, заниматься домашним хозяйством и воспитывать детей, если вы мягкий и уживчивый человек, то имеете все задатки, чтобы стать воплощением мечты любого мужчины. Но идеал иллюзорен. Настоящий мужчина примет вас такой, какая вы есть, достаточно того, что он вас полюбит. Если вы мужчина, ваше положение незавидное.

Вы лидер?

Каждый из нас подвержен влиянию других людей и в свою очередь влияет на них

с той или иной целью. Политики, педагоги, вра-
чи, журналисты делают это в силу специфики
своей профессии. Если вы хотите знать, есть ли
у вас способность влиять на окружающих, при-
мите участие в тесте, разработанном польски-
ми психологами. Ответьте, пожалуйста, на следующие вопросы (да, нет).

1. Как по-вашему, подошла бы вам профессия актера или политика?

Да — 5, нет — 0.

2. Раздражают ли вас люди, которые стремятся одеваться и вести себя экстравагантно?

Да — 0, нет — 5.

3. Можете ли вы разговаривать с другим человеком о ваших интимных проблемах?

Да — 5, нет — 0.

4. Сразу ли вы реагируете на малейшие проявления неверной трактовки ваших слов и поступков?

Да — 5, нет — 0.

5. Чувствуете ли вы дискомфорт, когда другие добились успеха в той сфере, где вы сами
хотели его добиться?

Да — 5, нет — 0.

6. Любите ли вы заниматься каким-нибудь
трудным делом, чтобы показать, что вы способны на это?

Да — 5, нет — 0.

7. Могли бы вы посвятить всего себя достижению чего-нибудь выдающегося?

Да — 5, нет — 0.

8. Устраивает ли вас один и тот же круг
друзей?

Да — 0, нет — 5.

9. Предпочитаете ли вы вести размеренную, расписанную по часам жизнь?

Да — 0, нет — 5.

10. Любите ли вы менять мебель в квартире?

Да — 5, нет — 0.

11. Нравится ли вам делать что-нибудь всякий раз по-новому?

Да — 5, нет — 0.

12. Любите ли вы осаживать того, кто, по-вашему, слишком самоуверен?

Да — 5, нет — 0.

13. Нравится ли вам демонстрировать, что ваш начальник или авторитетное лицо оказываются неправыми?

Да — 5, нет — 0.

65—35 баллов. Вы человек, имеющий хорошие задатки, чтобы эффективно влиять на окружающих, их мнение, советовать им, управлять ими. Во взаимоотношениях с людьми чувствуете себя вполне уверенно. Вы убеждены, что человек не должен замыкаться в себе, избегать людей, держаться в стороне и думать только о себе. Вы чувствуете в себе потребность что-то делать для окружающих, руководить ими, указывать на ошибки, учить их, чтобы пробуждать в них интерес к внешнему миру. И в таком случае с теми, кто не разделяет ваших принципов, нечего особенно церемониться. Их надо убеждать, и вы это умеете. Однако вам надо следить за тем, чтобы в вашем отношении к людям не было крайностей. Иначе вы превратитесь в фанатика или тирана.

35–0 баллов. Увы, вы бываете малоубедительны даже тогда, когда абсолютно правы. Вы считаете, что ваша (и окружающих) жизнь должна быть построена на принципах дисциплины, здравого смысла и хороших привычек, а ее течение должно быть хорошо прогнозируемым. Вы не любите ничего делать через силу. Иногда вы бываете чрезмерно не уверены в себе и из-за этого не можете достичь намеченного, в результате оказываетесь несправедливо обделенным. А жаль.

Практичны ли вы

Практичный ли вы человек? Умеете ли экономить или тратите все и сразу? Получить ответы на эти вопросы вам поможет этот тест.

1. Представьте себе, что вы выиграли крупную сумму в лотерею. Ваши действия:

а) транжирите деньги, не задумываясь;

б) покупаете дачу в живописном месте;

в) покупаете самое необходимое, а остальное кладете на сберкнижку;

г) завидуете тем, кто выиграл больше;

2. Представьте, что человек, с которым вы встречались, уходит от вас:

а) утешаете себя тем, что он (она) не единственный в мире;

б) так переживаете, что приходится принимать успокоительное;

в) советуетесь со старшими, надеясь, что их опыт пойдет вам на пользу;

г) не отказываетесь от приглашения нового приятеля.

3. Допустим, вашего мужа (жену) по службе назначают не на то место, которое бы вы хотели:

а) считаете, что это лучше, чем увольнение;

б) переживаете это так, как будто случилось непоправимое;

в) начинаете через друзей подыскивать новое место, экономите на домашних расходах;

г) не переживаете по этому поводу.

4. Неожиданно к вам пришли гости:

а) готовите им что-нибудь на скорую руку;

б) нервничаете, начинаете суетиться, угощение получается хуже, чем обычно;

в) ничего специально не готовите, а развлекаете, общаетесь с людьми, считаете, что угощение ни к чему;

г) предлагаете всем пойти в ресторан.

Теперь посчитайте, на какую группу вопросов у вас больше ответов. Если больше ответов под буквой «а», то вы оптимист, вам удается неприятные ситуации не превращать в трагедии. У вас легкий характер, много друзей, знакомые любят проводить с вами время.

Если у вас набралось больше ответов под буквой «б», то вы достаточно сентиментальны, излишне впечатлительны, легко возбудимы. Может быть, вам стоит немного проще смотреть на жизнь, не слишком трагично воспринимая неприятности.

Если больше всего у вас ответов под буквой «в», то можно совершенно определенно сказать, что вы человек расчетливый, практичный. Стоит опасаться того, чтобы ваша бережливость не превратилась в скупость. Ведь не зря говорится, что наши недостатки — продолжение наших достоинств.

Если у вас больше ответов под буквой «г», то ваша расчетливость порой даже неприятна для окружающих, она слишком бросается в глаза. Может быть, вам стоит побольше думать о других, тогда и они станут относиться к вам более дружелюбно. Делая что-нибудь приятное другим, нам кажется, что мы доставляем удовольствие себе. Подумайте об этом.

Наблюдательны ли вы

Наблюдательный человек по внешним признакам многое может сказать о людях. Гениальной наблюдательностью обладал Шерлок Холмс. Надеемся, что этот тест поможет вам проверить, насколько вы владеете этим искусством. Прочитайте вопросы и, не задумываясь, ответьте на них.

1. Вы заходите в какую-то организацию:

а) обращаете внимание на расположение столов и стульев — 3;

б) обращаете внимание на точное расположение предметов — 10;

в) разглядываете, что висит на стенах — 5.

2. Встречаясь с человеком, вы:

а) смотрите ему только в лицо — 5;

б) незаметно оглядываете его с ног до головы — 10;

в) обращаете внимание лишь на отдельные части лица — 3.

3. Что вам запоминается из увиденного пейзажа:

а) цвета — 10;

б) небо — 5;

в) чувство радости или грусти, охватывающее вас в тот момент — 3.

4. Когда вы утром просыпаетесь, то:

а) сразу вспоминаете, что вам предстоит делать — 10;

б) вспоминаете, что вам снилось — 3;

в) обдумываете, что произошло вчера — 5.

5. Когда вы садитесь в общественный транспорт, то:

а) проходите вперед, ни на кого не глядя — 3;

б) разглядываете тех, кто стоит рядом — 5;

в) обмениваетесь словом-другим с теми, кто к вам ближе всего — 10.

6. На улице вы:

а) наблюдаете за транспортом — 5;

б) смотрите на фасады домов — 3;

в) наблюдаете за прохожими — 10.

7. Когда вы смотрите на витрину, то:

а) интересуетесь лишь тем, что может вам пригодиться — 3;

б) смотрите и на то, что вам в данный момент не нужно — 5;

в) несколько раз внимательно рассматриваете каждый предмет — 10;

8. Если дома вам нужно что-то найти, вы:

а) сосредоточиваетесь на том месте, где, как вы предполагаете, могли оставить этот предмет — 10;

б) ищете везде — 5;

в) просите других помочь вам — 3.

9. Рассматривая старый групповой снимок ваших близких, друзей, вы:

а) волнуетесь — 5;

б) вам становится смешно — 3;

в) пытаетесь узнать тех, кто снят — 10.

10. Представьте, что вам предложили сыграть в азартную игру, которую вы не знаете. Вы:

а) пытаетесь научиться в нее играть и выиграть — 10;

б) отказываетесь от этой затеи через какое-то время — 5;

в) вообще не играете — 3.

11. Вы кого-то ждете в парке и:

а) внимательно наблюдаете за теми, кто рядом с вами — 10;

б) читаете газету — 5;

в) о чем-то мечтаете (думаете) — 3.

12. В звездную ночь вы:

а) пытаетесь разглядеть созвездия — 10;

б) просто смотрите на небо — 5;

в) вообще не смотрите — 3.

13. Читая книгу, вы:

а) помечаете карандашом то место, до которого дошли — 10;

б) оставляете закладку — 5;

в) доверяете своей памяти — 3.

14. О своих соседях вы помните:

а) их имя и отчество — 10;

б) их внешность — 3;

в) ни то ни другое — 5.

15. Оказавшись перед сервированным столом:

а) восхищаетесь его изысканностью — 3;

б) проверяете, все ли на месте — 10;

в) смотрите, все ли стулья стоят как нужно — 5.

150–100 баллов. Бесспорно, вы чрезвычайно наблюдательны. Вместе с тем вы способны анализировать и самого себя, и свои поступки. Вы в состоянии с замечательной точностью оценить другого человека.

99–75 баллов. У вас достаточно развита наблюдательность, но все же при оценке вас иногда подводит предубежденность.

74–45 баллов. Вас не слишком интересует то, что скрывается за внешностью, манерой поведения других, хотя в общении у вас не возникает сколько-нибудь серьезных психологических проблем.

Менее 45 баллов. Вас абсолютно не интересуют сокровенные мысли тех, кто рядом с вами. Вы слишком заняты, вам некогда анализировать даже собственные поступки, не то что чужие. Вы не обидитесь, если вас будут считать эгоистом?

Насколько вы организованны

Все организованные люди всегда очень надежны, пунктуальны и внимательны. Организованный человек делает в три раза больше, чем неорганизованный, и проживает как бы 3 жизни. Он умеет управлять и временем, и делами. Его стиль работы, результаты труда показывают, что организация в руках человека — огромная сила.

Предлагаемый тест служит не только для проверки личной организации, но и средством, которое сможет побудить к постижению секретов самоорганизации, выработке организационных навыков и привычек.

1. Имеется ли у вас главная цель в жизни?

а) у меня есть такие цели — 4;

б) разве можно иметь какую-то цель, ведь жизнь так изменчива — 0;

в) у меня есть главная цель, и я подчиняю свою жизнь ее достижению — 6;

г) цель у меня есть, но моя деятельность мало способствует ее достижению — 2.

2. Составляете ли вы план работы, дел на неделю, используя для этого еженедельник?

а) да — 6;

б) нет — 0;

в) не могу сказать ни «да» ни «нет», так как держу главные дела в голове, а план на текущий день — в голове или на листке бумаги — 3;

г) составлять планы — это игра в организованность — 0.

3. Отчитываете ли вы себя за невыполнение намеченного на неделю, на день?

а) в тех случаях, когда вижу свою вину, лень или неповоротливость — 4;

б) да, несмотря ни на какие субъективные или объективные причины — 6;

в) сейчас и так все ругают друг друга, зачем же еще отчитывать самого себя? — 0;

г) придерживаюсь такого принципа: что удалось сделать сегодня — хорошо, а что не удалось — выполню, может быть, в другой раз — 0.

4. Как вы ведете свою записную книжку?

а) я хозяин своей записной книжки. Как хочу, так и веду записи телефонов, фамилий, адресов. Если понадобится номер телефона, то я обязательно найду его — 0;

б) у меня много записных книжек из-за большого объема информации. При переписывании телефонов стараюсь все сделать «по науке», однако при дальнейшем пользовании вновь сбиваюсь на произвольную запись — 0;

в) записи телефонов, фамилий, адресов веду как придется. Считаю, что были бы записаны телефоны, фамилии, имена, а на какой странице записано, прямо или криво — не имеет особого значения — 0;

г) используя общепринятую систему в соответствии с алфавитом, записываю фамилию, имя, отчество, номер телефона, а если нужно, то и дополнительные сведения (адрес, место работы, должность) — 6.

5. Вас окружают вещи, которыми вы часто пользуетесь. Каковы ваши принципы их расположения?

а) каждая вещь лежит где попало — 0;

б) придерживаюсь принципа: «каждой вещи — свое место» — 2;

в) периодически навожу порядок, расставляя все по своим местам. Затем кладу их куда придется. Спустя какое-то время опять навожу порядок и т. д. — 0;

г) считаю, что данный вопрос не имеет никакого отношения к самоорганизации — 0.

6. Можете ли вы по истечении дня сказать, где, сколько и по каким причинам вам пришлось напрасно терять время?

а) могу сказать о потерянном времени — 2;

б) могу сказать только о месте, где было напрасно потеряно время — 1;

в) если бы потерянное время обращалось в деньги, тогда бы я считал его — 0;

г) не только хорошо знаю, но и ищу приемы сокращения потерь в подобных ситуациях — 4.

7. Каковы ваши действия, когда на совещании, собрании начинается обсуждение одних и тех же вопросов:

а) предлагаю обратить внимание на существо вопроса — 3;

б) на любом совещании, собрании бывает и что-то нужное, и что-то пустое. И ничего тут не поделаешь — приходится слушать — 0;

в) погружаюсь в небытие — 0;

г) начинаю заниматься теми делами, которые и рассчитывал сделать в это время — 6;

8. Предположим, вам предстоит выступить с докладом. Придаете ли вы значение и его продолжительности, а не только содержанию?

а) уделяю самое серьезное внимание содержанию доклада. Думаю, что продолжительность нужно определять лишь приблизительно. Если доклад интересен, следует давать дополнительное время, чтобы его закончить — 2;

б) уделяю внимание в равной степени и содержанию, и продолжительности доклада — 6.

9. Стараетесь ли вы использовать буквально каждую минуту для выполнения задуманного?

а) да, но у меня не всегда получается в силу личных причин (упадок сил, плохое настроение и т. д.) — 3;

б) не стремлюсь к этому, так как считаю, что не нужно быть мелочным в отношении времени — 0;

в) зачем стремиться, если время все равно не обгонишь? — 0;

г) стараюсь, несмотря ни на что — 6.

10. Какую систему фиксирования поручений, заданий и просьб вы используете?

а) записываю в своем еженедельнике, что выполнить и к какому сроку — 6;

б) фиксирую наиболее важные поручения в своем еженедельнике, незначительные дела пытаюсь запомнить. Если забываю о них, не считаю это недостатком — 1;

в) стараюсь запомнить поручения, задания и просьбы, так как это тренирует память. Однако должен признаться, что память подводит меня — 1;

г) придерживаюсь принципа обратной памяти: пусть помнит о поручениях и заданиях тот, кто их дает. Если поручение важное, то о нем не забудут и вызовут меня для срочного исполнения — 0;

11. Вовремя ли вы приходите на деловые встречи, собрания, совещания, заседания?

а) прихожу раньше на 5–7 минут — 6;

б) прихожу вовремя к началу собрания, заседания — 6;

в) как правило, опаздываю — 0;

г) всегда опаздываю, хотя и пытаюсь прийти раньше или вовремя — 0;

д) если бы издали практическое пособие «Как не опаздывать», то я, вероятно, научился бы не опаздывать — 0;

12. Какое значение вы придаете своевременности выполнения заданий, поручений, просьб?

а) считаю, что своевременность выполнения — это один из важных показателей моего умения работать, это своего рода триумф организованности — 3;

б) своевременность выполнения — это «зверь», который может «укусить» именно в ту минуту, когда задание выполнено. Лучше немного затянуть выполнение задания — 0;

в) предпочитаю поменьше рассуждать о своевременности, а выполнять задания и поручения в срок — 6;

г) своевременно выполнить задание или поручение — это верный шанс получить новое. Исполнительность всегда своеобразно наказывается — 0.

13. Предположим, что вы пообещали что-то сделать или в чем-то помочь другому человеку. Но обстоятельства изменились таким образом, что выполнить обещанное довольно затруднительно. Как вы будете себя вести?

а) сообщу об изменении обстоятельств и о невозможности выполнить обещанное — 2;

б) постараюсь сказать, что обстоятельства изменились и выполнение обещания затруднительно. Одновременно скажу, что не нужно терять надежду на обещанное — 0;

в) буду стараться выполнить обещанное. Если выполню — хорошо, не выполню — тоже не беда — 0;

г) выполню обещанное во что бы то ни стало — 6.

72–78 баллов. Вы организованный человек. Единственное, что можно посоветовать: не останавливайтесь на достигнутом, развивайте самоорганизацию. Пусть вам не кажется, что вы достигли предела, и вы многого добьетесь.

63–71 балл. Вы считаете организацию неотъемлемой частью работы. Это дает вам несомненное преимущество перед теми, кто призывает организацию «под ружье» в случае крайней необходимости. Но вам необходимо улучшить уровень самоорганизации.

Меньше 63 баллов. Ваш образ жизни, ваше окружение научили вас быть кое в чем организованным. Организованность то появляется в ваших действиях, то исчезает. Это признак отсутствия четкой системы самоорганизации. Существуют объективные организационные законы и принципы. Постарайтесь проанализировать свои действия, расход времени, технику работы. Чтобы стать организованным человеком, нужно иметь волю и упорство и преодолеть свою лень.

Вы — душа компании или одиночка?

Существует категория людей, которым наедине с собой не скучно. Они могут гулять одни, до самозабвения увлекаться каким-либо занятием. А вам необходима компания для того, чтобы не чувствовать себя несчастным и всеми покинутым? Ответьте на вопросы теста утвердительно или отрицательно.

1. Можете ли вы после работы отправиться бродить по городу в одиночестве?

2. Считаете ли вы катастрофой, если вам не с кем поехать в отпуск?

3. Вы встречаетесь с другом через два часа. Можете ли вы занять себя на это время?

4. Вы любите смотреть на пламя костра?

5. Вы заняты чем-то очень важным. В такие минуты вас раздражают телефонные звонки?

6. Вы любите ходить пешком?

7. Вы можете отметить Новый год в одиночестве и остаться при этом в хорошем настроении?

8. На день рождения вы приглашаете много гостей?

9. Чувствуете ли вы себя совершенно свободно, находясь в компании четырех незнакомых человек?

10. Вы оказались в чужом городе и не можете отыскать нужную вам улицу, как вы поступите?

а) спросите у прохожего;

б) обратитесь в киоск горсправки;

в) попробуете найти сами.

11. Вы любите делать подарки?

12. Вы мечтали стать актером?

Засчитайте 1 балл за ответы «да» на вопросы 1, 3, 4, 5, 6, 7, 10 («б»), 12 и за ответы «нет» на вопросы 2, 8, 9, 11; 2 балла за ответ «да» на вопрос 10в.

У вас больше 8 баллов. Безусловно, вы склонны к одиночеству. Вы любите подумать, проанализировать различные ситуации, просто мечтать или созерцать. Но вам не кажется, что вы избрали довольно опасный путь. Ведь так можно стать и нелюдимым.

4—8 баллов. Вы в меру общительны, однако время от времени вам необходимо побыть одному, чтобы привести мысли в порядок. Но достаточно вам провести хотя бы несколько часов в одиночестве — и вы способны с удовольствием общаться с людьми. Это прекрасно!

Меньше 4 баллов. Вы человек весьма общительный, вам претит одиночество. Создается ощущение, что вы не всегда любите обдумывать свои действия. Учтите, пара часов, проведенных наедине с самим собой, зачастую спасает от многих ошибок.

Подарки и характер

Вряд ли найдется человек, который не любит получать подарки. Однако еще приятнее радовать ими своих друзей и близких. И ценность подарка определяет отнюдь не его стоимость: как говорится, дорог не подарок...

Подарок легче выбрать, если знаешь вкус того, для кого он предназначен. Однако подарок выявляет и ваш собственный вкус. Кроме того, по мнению психологов, подарки могут многое сказать и о характере того, кто их дарит. Хотите проверить их правоту, а заодно лишний раз присмотреться к себе? Тогда ответьте на вопросы этого теста, подсчитайте баллы и сравните выводы с вашим представлением о себе.

1. Вкладываете ли вы в подарок особый смысл?

Да — 5, не всегда — 4, нет — 3.

2. Долго ли вы раздумываете перед тем, как выбрать подарок?

Да — 5, иногда — 4, нет — 3.

3. Предпочитаете ли вы дарить подарки по предварительной договоренности?

Да — 5, иногда — 4, почти всегда — 3.

4. Считаете ли вы, что подарок должен быть прежде всего практичным?

Да — 3, иногда — 4, нет — 5.

5. Придерживаетесь ли вы мнения, что лучше преподнести один солидный подарок, чем несколько маленьких?

Да — 5, иногда — 4, нет — 3.

6. Заботитесь ли вы о том, чтобы подарок обязательно напоминал о вас?

Да — 3, не всегда — 4, нет — 5.

7. Считаете ли вы, что качество и цена подарка — решающие моменты при его выборе?

Да — 3, в некоторых случаях — 4, нет — 5.

8. Думаете ли вы, что подарки обязывают?

Да — 3, нет — 5, зависит от обстоя-тель-ств — 4;

9. Случается ли вам выбирать подарок с таким расчетом, чтобы он пригодился и вам?

Да — 3, иногда — 4, нет — 5.

10. Согласны ли вы с мнением, что маленькие подарки поддерживают дружбу, а крупные — обязывают?

Да — 3, не принимаю во внимание — 4, нет — 5.

Итак, вы набрали:

30–36 баллов. Вы уважаете традиции, в вашей жизни все должно быть стабильным и постоянным. На вас могут положиться и близкие, и друзья, и коллеги по работе.

37–43 балла. Вы стараетесь быть лучше остальных (или по крайней мере так выглядеть). Боитесь проявлять свои слабости, поэтому на многих производите впечатление холодного человека. А это совсем не так.

Более 44 баллов. Ваша мечта — угадать сокровенные желания близких и друзей. Главное для вас — помогать во всем и понимать их. Вы не ждете благодарности или ответной услуги.

Хороший ли вы психолог

Каждому из нас приходится оценивать других. Естественно, нелегко научиться делать это объективно. Предлагаемый тест поможет вам понять, есть ли у вас способности в области психологии, умение реально оценивать людей.

Не слишком задумываясь, выберите один из вариантов, запишите баллы и суммируйте их.

1. По вашему, те, кто всегда придерживаются правил хорошего тона:

а) вежливы, приятны в общении — 2;

б) строго воспитаны — 4;

в) просто скрывают свой истинный характер — 1.

2. Вы знаете супружескую пару, которая никогда не ссорится. По-вашему:

а) они счастливы — 2;

б) равнодушны друг к другу — 1;

в) у них нет доверия друг к другу — 4.

3. Вы впервые видите человека, и он сразу начинает рассказывать вам анекдоты — острить. Вы решите, что он:

а) остряк — 1;

б) он чувствует себя неуверенно и таким образом пытается выйти из этого неприятного состояния — 2;

в) хочет произвести на вас приятное впечатление — 4.

4. Вы говорите с кем-то на интересную тему, ваш собеседник сопровождает разговор жестикуляцией. Вы считаете, что он:

а) волнуется — 4;

б) неискренен — 1.

5. Вы решили получше узнать кого-либо из своих знакомых. Считаете, что надо:

а) пригласить его в какую-либо компанию — 1;

б) поговорить по душам — 2.

6. Кто-то в ресторане дает большие чаевые. Вы убеждены:

а) он хочет произвести впечатление — 4;

б) ему нужно расположение официантки — 2;

в) это от щедрости души — 1.

7. Если человек никогда не начинает разговор первым, вы считаете, что он:

а) скрытничает или не хочет разговаривать — 2;

б) слишком робок — 4;

в) боится быть непонятым — 1.

8. По вашему мнению, низкий лоб человека означает:

а) недалекий ум — 1;

б) упрямство — 2;

в) не можете сказать о человеке что-либо конкретное — 4.

9. Что вы думаете о человеке, который не смотрит другим в глаза:

а) у него комплекс неполноценности — 1;

б) он неискренен — 4;

в) он слишком рассеян — 2.

10. Человек с высоким достатком всегда покупает дешевые вещи. Вы думаете:

а) он бережлив — 4;

б) скромен — 2;

в) скряга — 1.

Подсчитайте набранные баллы.

35 и более баллов. Вам очень легко составить мнение о человеке. Вам достаточно посмотреть на кого-либо, и вы уже знаете, что он за птица. Кроме того, вы можете сразу же сказать ему о своем мнении, так как убеждены, что не ошиблись. Но даже если это и так, поразмышляйте, разумно ли говорить каждому, что вы о нем думаете? Этим вряд ли вы что-то измените, скорее, вызовете раздражение. Или вы хотите показать, что вас никто не сможет водить за нос? Но это не самый разумный выход.

26—34 балла. Вы умеете объективно оценивать ситуации и окружающих. У вас действительно есть нюх на людей, и для вас не составит труда угадать характер человека. Из вас вышел бы отличный психолог. Вы не позволяете себе принимать на веру чужое мнение. Предпочитаете сами убедиться, каков человек, которого вы оцениваете. Это очень хорошее качество для педагогов и руководителей. И если вы поймете, что ошиблись, то не побоитесь признать это.

16—25 баллов. Вы, как правило, не бываете уверены в своем мнении, легко принимаете постороннюю точку зрения. Таким образом, ваша наблюдательность притупляется, и все это в конце концов может привести к тому, что вы вообще не сможете сформулировать свое самостоятельное мнение. Попытайтесь хоть раз по-своему оценить другого человека.

5 и менее баллов. Вы нередко готовы поверить кому бы то ни было. Вы чрезвычайно доверчивы и судите о людях лишь по внешним признакам. Когда же впоследствии оказывается, что ваша оценка была совершенно неверной, вы изумляетесь и расстраиваетесь. Вас ждут ошибки, которые вы совершите по одной и той же причине — из-за неправильной оценки людей.

Уверенность в себе

В этом разделе представлены тесты, которые помогут вам определить, насколько вы уверены в себе, а также полезные упражнения, благодаря которым вы сможете избавиться от комплексов и низкой самооценки.

Уверены ли вы в себе

1. Часто ли вы ощущаете внезапную усталость, хотя, в сущности, вы не переутомились?

Да — 1, нет — 0.

2. Бывает ли, что вы вдруг испытываете неуверенность заперли ли за собой дверь?

Да — 1, нет — 0.

3. Часто ли вы огорчаетесь без определенной причины?

Да — 1, нет — 0.

4. Безразлично ли вам, на какие места у вас билеты в театре?

Да — 1, нет — 0.

5. Трудно ли вам принимать неожиданных визитеров?

Да — 1, нет — 0.

6. Пугаетесь ли вы иной раз, когда звонит телефон?

Да — 1, нет — 0.

7. Часто ли вам снятся сны?

Да — 0, нет — 1.

8. Быстро ли вы принимаете решения?

Да — 0, нет — 1.

9. Неприятно ли вам, если вы обнаруживаете на одежде пятно и приходится в таком виде куда-нибудь идти?

Да — 0, нет — 1.

10. Любите ли вы заводить новые знакомства?

Да — 0, нет — 1.

11. Бывает ли с вами такое, что перед поездкой в отпуск вы вдруг хотите отказаться от нее?

Да — 1, нет — 0.

12. Просыпаетесь ли вы ночью с ощущением сильного голода?

Да — 1, нет — 0.

13. Хочется ли вам порой остаться наедине с самим собой?

Да — 0, нет — 1.

14. Если вы пришли в ресторан один (одна), присаживаетесь ли вы за столик, за которым сидят посетители, хотя есть свободные столики?

Да — 0, нет — 1.

15. Руководствуетесь ли вы в своих поступках главным образом тем, чего ожидают от вас другие?

Да — 1, нет — 0.

0 баллов. Вы в такой степени самоуверенны, что можно предположить, что вы не вполне откровенны в своих ответах.

1–4 балла. Вы свободны от опрометчивых поступков, свойственных неврастеникам. Некоторая доля неуверенности не является недостатком, а доказывает гибкость вашей психики.

5—8 баллов. У вас ярко выраженная потребность чувствовать себя уверенно. Другие люди почти всегда могут на вас положиться. Правда, вы не всегда непосредственны в выражении чувств.

9—12 баллов. Ваша потребность быть уверенным в себе настолько сильна, что вам грозит опасность зачастую видеть вещи не такими, какие они есть на самом деле, а в соответствии с вашими представлениями. Если вы не готовы хотя бы изредка отважиться на прыжок в неизвестное, то в вашей жизни будет крайне мало счастливых мгновений.

13—15 баллов. Ваш страх перед непредвиденными ситуациями настолько велик, что даже, например, выигрывая в лото, вы прежде всего испытываете какие-то сомнения и опасения. Потребность в устойчивости, стабильности вполне понятна, но малейшее изменение обстоятельств уже разрушает в вас чувство уверенности в себе. Если довести эту мысль до логического конца, то речь пойдет об отказе от развития собственной личности. Если вы хотите преодолеть это, вам придется заставить себя примириться с некоторой долей неуверенности или воспользоваться упражнением под названием «Изменение установок».

Упражнение «Изменение установок»

1. Решите, чего вы на самом деле хотите. Это должно быть что-то, что находится под вашим контролем. Определите для себя, как

вы узнаете, что добились своей цели. Что вы увидите, услышите или почувствуете — что обеспечит вам подтверждение.

Взвесьте, каковы положительные и отрицательные последствия достижения вашей цели. Модифицируйте ее, чтобы уберечься от любых внутренних и внешних отрицательных последствий.

Используйте все ресурсы, которые у вас могут быть, для достижения намеченной цели. Напишите причины, по которым вы не можете этого добиться, позвольте себе полностью испытать любые отрицательные эмоции, которые у вас могли бы быть по этому поводу, и сформулируйте подтверждение (положительное высказывание о себе), чтобы освободиться от препятствий, с которыми вы могли бы встретиться.

2. Расслабьтесь и попытайтесь отрешиться от своих проблем.

3. Подумайте о чем-нибудь, что обязательно должно произойти. Это случится. «Войдите» внутрь себя и отметьте качества (субмодальности) ваших внутренних изображений (их число, цвет, местоположение, яркость, чистота) и ваши чувства (чувства осязания, движения, действия) или ваш голос и звуки (качество тона, громкость, высота звука), когда вы ожидаете, что что-то произойдет. Запишите все это, чтобы следить за ними.

4. Вообразите, как вы полностью достигли цели, пока смотрели «кино» с собой в главной

роли. Если вам не нравится, как это выглядит, модифицируйте его, пока оно вас не удовлетворит. Если это выглядит нормально и у вас по этому поводу нет возражений, войдите в свое «кино» и представьте, что вы переживаете, когда уже добились цели, используя субмодальности ожидания.

Тест Рейдаса

Вам будет предложено 30 утверждений, описывающих различные типы поведения. Подумайте, в какой степени эти выражения применимы к вам и укажите степень вашего согласия или несогласия в баллах, а именно: 5 — очень характерно для меня, описание очень верное, 4 — довольно характерно для меня — скорее да, чем нет, 3 — отчасти характерно, отчасти нет, 2 — довольно нехарактерно для меня — скорее нет, чем да, 1 — совсем нехарактерно для меня, описание неверно.

1. Большинство людей, по-видимому, агрессивнее и увереннее в себе, чем я.

2. Я не решаюсь назначать свидания и принимать приглашения на них из-за своей застенчивости.

3. Когда еда в кафе меня не удовлетворяет, я жалуюсь на это официанту.

4. Я избегаю задевать чувства других людей, даже если меня оскорбили.

5. Если продавцу стоило значительных усилий показать мне товар, который не совсем мне подходит, мне трудно отказаться от него.

6. Когда меня просят что-либо сделать, я обязательно выясняю, для чего это.

7. Я предпочитаю использовать сильные аргументы и доводы.

8. Я стараюсь быть в числе первых, как и большинство людей.

9. Честно говоря, люди часто используют меня в своих интересах.

10. Я получаю удовольствие от общения с незнакомыми людьми.

11. Я часто не знаю, что лучше сказать привлекательной женщине (мужчине).

12. Я испытываю нерешительность, когда нужно позвонить по телефону в учреждение.

13. Я предпочту обратиться с письменной просьбой принять меня на работу или зачислить на учебу, чем пройти собеседование.

14. Я стесняюсь возвратить покупку.

15. Если близкий и уважаемый родственник раздражает меня, я скорее скрою свои чувства, чем проявлю раздражение.

16. Я избегаю задавать вопросы из страха показаться глупым.

17. В споре я иногда боюсь, что буду волноваться и от этого дрожать.

18. Если известный и уважаемый лектор выскажет точку зрения, которую я считаю неверной, я заставлю аудиторию выслушать и свою точку зрения.

19. Я избегаю спорить о цене и торговаться.

20. Сделав что-нибудь важное и стоящее, я стараюсь, чтобы об этом узнали другие.

21. Я откровенен и искренен в своих чувствах.

22. Если кто-то сплетничает обо мне, я стремлюсь поговорить с ним об этом.

23. Мне часто трудно ответить «нет».

24. Я склонен сдерживать проявление своих эмоций, а не устраивать сцен.

25. Я жалуюсь на плохое обслуживание и беспорядок.

26. Когда мне делают комплимент, я не знаю, что сказать в ответ.

27. Если в театре или на лекции мне мешают разговорами, я делаю замечание.

28. Тот, кто пытается пролезть в очереди впереди меня, получит отпор.

29. Я всегда высказываю свое мнение.

30. Иногда мне абсолютно нечего сказать.

Подсчитайте сумму баллов для следующих вопросов, 3, 6, 7, 8, 10, 18, 20, 21, 22, 25, 27, 28, 29. Подсчитайте сумму для остальных вопросов (1, 2, 4, 5, 9, 11, 12, 13, 14, 15, 16, 17, 19, 23, 24, 26, 30). Прибавьте к первой сумме число 72 и вычтите вторую сумму.

Результат:

0–24 балла — очень неуверен в себе;

25–48 баллов — скорее не уверен, чем уверен;

49–72 балла — среднее значение уверенности;

73—96 баллов — уверен в себе;

97—120 баллов — слишком самоуверен. Для тех, кто набрал мало баллов, не уверен в себе, чувствует себя уязвимым, предлагается упражнение для развития уверенности в себе.

Займите удобное положение, закройте глаза, расслабьтесь. Представьте маленький скалистый остров вдали от континента. На самой высокой его точке — маяк. Представьте, что вы — маяк. Ваши стены такие толстые и прочные, что даже сильные ветры, постоянно дующие на острове, не могут покачнуть вас. Из окон вашего верхнего этажа вы днем и ночью, в хорошую и плохую погоду посылаете мощный пучок света, служащий ориентиром для судов. Помните о той энергетической системе, которая поддерживает постоянство вашего светового луча, скользящего по океану, предупреждающего мореплавателей о мелях и являющегося символом безопасности для людей на берегу. После того как упражнение будет выполнено, представьте источник света и внутренней силы в себе.

Какова ваша самооценка

Отвечая на вопросы, указывайте, как часто вы находитесь в каждом из этих состояний по следующей шкале: очень часто — 4 балла, часто — 3 балла, иногда — 2 балла, редко — 1 балл, никогда — 0 баллов.

1. Я часто волнуюсь без видимых причин.

2. Мне необходимо, чтобы мои близкие подбадривали меня.

3. Я боюсь выглядеть глупцом.

4. Я беспокоюсь за свое будущее.

5. Внешний вид других куда лучше, чем мой.

6. Меня беспокоит, что многие не понимают меня.

7. Я чувствую, что не умею правильно общаться с людьми.

8. Люди ждут от меня слишком многого.

9. Я чувствую себя скованным.

10. Мне кажется, что со мной должна случиться какая-нибудь неприятность.

11. Для меня очень важно мнение окружающих.

12. Я чувствую, что люди говорят про меня за моей спиной.

13. Я не чувствую себя в безопасности.

14. Мне не с кем поделиться своими мыслями.

15. Люди не особенно интересуются моими достижениями.

Ключ: Чтобы определить уровень своей самооценки, нужно сложить все баллы по утверждениям. А теперь подсчитайте, сколько получилось в сумме.

Подсчитайте баллы.

Менее 10 баллов — вам необходимо избавляться от чувства превосходства над окружающими. Возьмите за правило следующий принцип: всякая конфликтная ситуация возникла из искры, которую вы высекли сами или помогли разжечь.

10—30 баллов свидетельствуют о психологической зрелости, которая проявляется прежде всего в адекватности самовыражения, иными словами, в реалистической оценке своих сил, возможностей, внешности. Вам по плечу серьезные дела. Дерзайте!

Больше 30 баллов — вы себя недооцениваете.

Довольны ли вы собой

Этот тест позволит вам узнать, насколько вы удовлетворены своими прошлыми и нынешними достижениями. Ответьте на вопросы утвердительно или отрицательно и суммируйте баллы.

1. Хотели бы вы родиться заново и начать жизнь?

Да — 4, нет — 16.

2. Есть ли у вас хобби?

Да — 18, нет — 5.

3. Если не ладится работа, способны ли вы сказать: «Такое может быть только со мной!»?

Да — 6, нет — 12.

4. Радуетесь ли вы, когда понимаете, что кто-то вам завидует?

Да — 16, нет — 2.

5. Страдает ли ваше самолюбие от того, что кто-то считает вас несимпатичным, скучным человеком?

Да — 3, нет — 12.

6. Находите ли вы какое-то утешение в том, что с вашими знакомыми случаются те же неприятности, что и с вами?

Да — 2, нет — 16.

7. Учащается ли у вас пульс, когда ваши знакомые или родственники делают вам дорогие подарки?

Да — 1, нет — 12.

8. Часто ли у вас бывает крупный выигрыш в лотерею или по облигациям?

Да — 4, нет — 20.

9. Мучаетесь ли вы, если видите, что кто-то делает нечто лучше вас?

Да — 2, нет — 16.

10. Любите ли вы высказываться перед большой аудиторией?

Да — 16, нет — 3.

Свыше 120 баллов. Вы исключительно довольны собой и своей жизнью. Однако задумайтесь — не страдаете ли вы отсутствием критического, более реального взгляда на самого себя? Постарайтесь узнать об этом у своих близких, друзей и родственников.

80—120 баллов. Вы в меру довольны собой. Но все же вас нельзя отнести к крайне самоуверенным или самовлюбленным людям, с чем вас нельзя не поздравить!

Менее 60 баллов. Похоже, вы не нравитесь самому (самой) себе. Возьмите себя в руки и постарайтесь обрести больше уверенности в себе, оглянитесь, подумайте, проанализируйте факты, и не исключено, что вы поймете — возможно, вы просто себя недооцениваете.

Насколько вы настойчивы

Этот тест позволит вам определить вашу настойчивость в достижении цели. Оцените, насколько описанные действия будут сложны для вас: 1 балл — несложно (легко добиться успеха, это моя сильная сторона), 2 балла — средняя сложность, 3 балла — очень сложно (требуются значительные усилия, это моя слабая сторона).

1. Отказать коллеге, требующему особого снисхождения к себе.

2. Отказать работнику, настойчиво требующему вашей помощи.

3. Обратиться за помощью к другим.

4. Обратиться к людям, занимающим высокую должность.

5. Провести производственное совещание по вопросам реорганизации.

6. Урегулировать отношения с работником, плохо выполняющим свои обязанности и при этом выдвигающим свои требования.

7. Обсудить с подчиненным вопросы условий и оплаты труда.

8. Установить требования к подчиненному, работающему из-под палки.

9. Наказать нерадивого работника.

10. Уволить нерадивого работника.

11. Работать с людьми, недооценивающими ваши идеи или безразличными к ним.

12. Обсудить с начальством вопросы повышения вас в должности или в оплате.

13. Отстаивать свои интересы.

14. Аккуратно выполнять все запланированные дела.

15. Отстаивать собственное мнение, отличное от мнения руководства.

16. Отказаться от несущественного задания, хотя время и позволяет его выполнить.

17. Заниматься необходимыми второстепенными делами в ущерб главному.

18. Разрешить конфликтную ситуацию.

19. Выступить перед аудиторией.

Свыше 45 баллов — низкая настойчивость;

35—45 баллов — среднее значение;

Менее 30 баллов — высокий показатель.

Многие люди, боясь потерять лицо, не говорят о своих желаниях до тех пор, пока не будут уверены в том, что просьба будет исполнена, поскольку в любой просьбе, даже самой искренней, они видят требование. Их типичное оружие в межличностных отношениях — представить партнера требовательным, надеясь отпугнуть его от высказывания каких бы то ни было просьб.

Когда просьба перестает быть просьбой? Просьба — это честное выражение своей позиции и своих желаний, сделанное в такой форме, что другой человек волен согласиться или отказать, поскольку вы просите его высказать свою позицию и желание. Просьба становится требованием, когда вы даете другому каким-то образом понять (это легко делается интонацией), что:

— ожидаете определенного ответа;

— имеете право на определенный ответ.

Насколько вы конфликтны

Тест позволяет оценить степень вашей конфликтности или тактичности.

1. В общественном транспорте начинается спор. Что вы предпринимаете?

а) избегаете вмешиваться в ссору;

б) можете вмешаться, встать на сторону потерпевшего или того, кто прав;

в) всегда вмешиваетесь и до конца отстаиваете свою точку зрения.

2. На собрании вы критикуете руководство за допущенные ошибки?

а) нет;

б) да, но в зависимости от вашего личного отношения к нему;

в) всегда.

3. Ваш непосредственный начальник излагает план работы, который вам кажется нера-

циональным. Предложите ли вы свой план, который кажется вам лучше?

а) если другие вас поддержат, то да;

б) разумеется, вы будете поддерживать свой план;

в) боитесь, что за критику вас могут лишить премиальных.

4. Любите ли вы спорить со своими коллегами, друзьями?

а) только с теми, кто не обижается, и когда споры не портят ваших отношений;

б) да, но только по принципиальным, важным вопросам;

в) вы спорите со всеми и по любому поводу.

5. Кто-то пытается пролезть вперед вас без очереди. Ваши действия?

а) считая, что и вы не хуже него, попытаетесь обойти очередь;

б) возмущаетесь, но про себя;

в) открыто высказываете свое негодование.

6. Представьте себе, что рассматривается рационализаторское предложение, экспериментальная работа вашего коллеги, в которой есть смелые идеи, но есть и ошибки. Вы знаете, что ваше мнение будет решающим. Как вы поступите?

а) выскажетесь и о положительных, и об отрицательных сторонах этого проекта;

б) отметите положительные стороны в его работе и предложите предоставить возможность продолжить ее;

в) станете критиковать ее: чтобы быть новатором, нельзя допускать ошибки.

7. Представьте, что свекровь (теща) постоянно говорит вам о необходимости экономии и бережливости, о вашей расточительности, а сама то и дело покупает дорогие вещи. Она хочет знать ваше мнение о своей последней покупке. Что вы ей скажете?

а) что одобряете покупку, если она доставила ей удовольствие;

б) говорите, что эта вещь безвкусна;

в) постоянно ругаетесь, ссоритесь с ней из-за этого.

8. Вы встретили подростков, которые курят. Как вы реагируете?

а) думаете, что ни к чему портить себе настроение из-за чужих, плохо воспитанных озорников;

б) делаете им замечание;

в) если бы это было в общественном месте, то вы бы их отчитали.

9. В ресторане вы замечаете, что официант обсчитал вас. Ваши действия:

а) вы не даете ему чаевых, которые заранее приготовили;

б) просите, чтобы он еще раз при вас подсчитал сумму;

в) устраиваете скандал.

10. Вы в доме отдыха. Администратор занимается посторонними делами, развлекается, вместо того чтобы выполнять свои обязанности: следить за уборкой в комна-

те, разнообразием меню. Возмущает ли вас это?

а) да, но если вы даже и выскажете ему какие-то претензии, это вряд ли что-то изменит;

б) вы находите способ пожаловаться на него, пусть его накажут или даже уволят с работы;

в) вы вымещаете недовольство на младшем персонале: уборщицах, официантках.

11. Вы спорите с вашим сыном-подростком и убеждаетесь, что он прав. Признаете ли вы свою ошибку?

а) нет;

б) разумеется, признаете;

в) какой же у вас авторитет, если вы признаетесь, что были неправы.

За каждый вариант ответа поставьте следующее количество баллов: ответ «а» — 4 балла, ответ «б» — 2 балла, ответ «в» — 0 баллов. Подсчитайте сумму набранных баллов.

30—44 балла. Вы тактичны. Не любите конфликтов, даже если и можете их сгладить, легко избегаете критических ситуаций. Когда же вам приходится вступить в спор, то вы учитываете, как это отразится на вашем служебном положении или приятельских отношениях. Вы стремитесь быть приятным для окружающих, но, когда им требуется помощь, вы не всегда решаетесь ее оказать. Не думаете ли вы, что тем самым вы теряете уважение к себе в глазах других?

15—29 баллов. О вас говорят, что вы конфликтная личность. Но на самом деле вы конфликтуете, лишь если нет иного выхода и другие средства исчерпаны. Вы настойчиво отстаиваете свое мнение, невзирая на то, как это повлияет на ваши служебные или личные отношения. При этом не выходите за рамки корректности, не опускаетесь до оскорблений. И за это вас уважают.

10—14 баллов. Вы ищете поводы для споров, большая часть которых излишни, мелочны. Любите критиковать, но только когда это выгодно вам. Вы навязываете свое мнение, даже если неправы. Ваша критика — ради критики, а не для пользы дела. А ваши несдержанность и грубость отталкивают людей. Вы не обидитесь, если вас будут считать любителем поскандалить? Подумайте, не скрывается ли за вашим поведением комплекс неполноценности?

Карьера

В настоящее время не только мужчины, но и женщины стали уделять работе практически все время. Разумеется, каждый в меру своих способностей и желания добивается успеха. В этом разделе представлены тесты, которые помогут вам узнать, каковы ваши шансы добиться успеха и карьерного роста.

Вы деловой человек?

Выберите из предложенных вариантов тот, который соответствует вашему обычному поведению.

1. Вы собираетесь завершить давно начатую и отложенную работу. И вдруг вам звонит возлюбленный (возлюбленная) и просит о встрече. Ваши действия:

а) говорите: «Попозже, солнышко» — и, сжав зубы, быстренько доделываете свою работу;

б) произносите: «Иду, любовь моя!», и, бросив свои дела, мчитесь на свидание;

в) переносите свидание и доделываете работу.

2. Перед вами выбор: или пойти в веселую компанию, или, наконец, привести в порядок все свои бумаги. Что вы сделаете:

а) повторяя: «Делу — время, потехе — час!», занимаетесь делом;

б) радостно подхватив ту же поговорку, и, решив, что долгожданный час пробил, бежите на вечеринку, клятвенно пообещав все убрать потом;

в) быстро приводите бумаги в порядок и отправляетесь на вечеринку.

3. Вас попросили о важной услуге, невыполнимой для других людей. Ваши действия:

а) похлопав просителя по плечу, говорите: «Нет проблем!» — и, использовав одного из многочисленных друзей, исполните желаемое;

б) сославшись на занятость, уйдете, разводя руками;

в) долго жмете ему руку, лихорадочно думая в это время, и наконец частично выполняете просьбу.

4. Деловые люди, как правило, не считают одежду целью жизни. А для вас она — ...

а) очень многое. Без фирменных вещей я мало что из себя представляю;

б) любите красиво одеваться, так как это приятно и вам, и окружающим;

в) хорошая одежда нужна для работы. Если человек плохо одет, люди не захотят иметь с ним дела.

5. Угнетает ли вас то, что приходится уделять много времени общению с друзьями?

а) друзья — это великолепно! С их помощью вы делаете свои дела. Продаете, покупаете, подписываете... без друзей вам не обойтись;

б) друзья — это хорошо! Вы не можете без друзей, они помогают вам в трудную минуту;

в) друзья — это вас все. Вы с ними советуетесь, помогаете им.

6. В достаточной ли мере вы уделяете внимание своему любимому человеку? Всегда ли, когда задерживаетесь на работе, звоните и предупреждаете об этом?

а) что за ерунда! Вы ведь занимаюсь делом, а не пустяками! У вас просто нет на это времени;

б) позвонить-то, конечно, можно, и вы звоните, когда можете. Но не видите ничего страшного в том, что опоздаете немного;

в) конечно, позвоните! Как можно причинить ему беспокойство. Да в конце концов вы вообще никогда не опаздываете.

7. Личная жизнь есть у всех, даже у самых деловых. А какое значение вы придаете личной жизни?

а) семья, дом — это ваша жизнь. Вы любите своего избранника, хотите иметь детей, а работа — только для поддержания материального положения;

б) ну что ж, семья — это неплохо. Хорошо иногда провести вечерок-другой в кругу семьи, поговорить с детьми, с любимым человеком, но и дела забывать нельзя;

в) ну уж нет! Всю жизнь провести на кухне — никогда! За детьми пусть следит бабушка, а ваше призвание — карьера.

8. Умеете ли вы отдыхать, отключаться от своих дел и многочисленных проблем?

а) можете, но не всегда. Если у вас что-то важное, вы просто не можете не думать об этом. Тогда и отдых не в радость;

б) когда вы отдыхаете, с радостью сваливаете с себя бремя забот и просто наслаждаетесь жизнью;

в) уже не помните, когда отдыхали последний раз. Все дела, дела...

Подсчитайте баллы в соответствии с таблицей.

1. «а» — 5, «б» — 3, «в» — 10.
2. «а» — 10, «б» — 5, «в» — 3.
3. «а» — 10, «б» — 3, «в» — 5.
4. «а» — 3, «б» — 5, «в» — 10.
5. «а» — 10, «б» — 5, «в» — 3.
6. «а» — 10, «б» — 5, «в» — 3.
7. «а» — 3, «б» — 5, «в» — 10.
8. «а» — 5, «б» — 3, «в» — 10.

Более 60 баллов. У вас просто талант! Человека с подобными деловыми качествами надо поискать. Всю жизнь вы отдаете работе и видите в ней смысл жизни. Но не пора ли остановиться? Может наступить страшная минута, когда вы будете совсем один! Это неудивительно, ведь о своих близких вы не думаете, а друзей цените только как деловых партнеров. Еще немного, и слова «Боливар не выдержит двоих» станут для вас привычными. Вам грозит превращение в робота, холодного, одинокого, бездушного.

35—60 баллов. Вам удается быть самим собой и при этом не оставаться за кормой жизни. Вашим близким с вами хорошо, вы заботливы и внимательны, но также не пускаете на самотек и свои дела, предпочитая следить за всем самому. Очень хорошо, что ваша работа не поглотила вас целиком и не стала самоцелью. Продолжайте ею заниматься, но не забывайте о тех, кто вас любит, и все будет в порядке.

До 35 баллов. Вы слишком легкомысленны. Нельзя же доверяться случаю и так безудержно предаваться развлечениям.

Нет слов, вы приятный человек, но о работе забывать нельзя. Надо стать немного серьезнее.

Можете ли вы быть руководителем

Вы хотите возглавлять отдел или предпочитаете выполнять полученные задания? Этот тест поможет вам узнать, насколько развиты ваши лидерские качества и какой вы начальник.

Ответьте утвердительно или отрицательно на вопросы, приведенные ниже.

1. Стремитесь ли вы к использованию в работе новейших достижений в своей профессиональной области?

2. Стремитесь ли вы сотрудничать с другими людьми?

3. Вы говорите с сотрудниками кратко, ясно и вежливо?

4. Поясняете ли вы причины, заставившие вас принять то или иное решение?

5. Доверяют ли вам коллеги?

6. Вовлекаете ли вы всех исполнителей задания в процесс обсуждения целей, сроков, методов, ответственности и т. д?

7. Поощряете ли вы сотрудников проявлять инициативу, вносить предложения и замечания?

8. Помните ли вы имена всех людей, с которыми общаетесь?

9. Предоставляете ли вы свободу действий исполнителям в достижении поставленной цели?

10. Контролируете ли вы ход выполнения задания?

11. Помогаете ли вы коллегам (подчиненным) только тогда, когда они об этом просят?

12. Выражаете ли вы свою благодарность подчиненному за каждую хорошо выполненную работу?

13. Стремитесь ли вы найти в людях лучшие качества?

14. Знаете ли вы, как эффективно можно использовать возможности каждого подчиненного?

15. Знаете ли вы интересы и увлечения ваших подчиненных?

16. Умеете ли вы быть внимательным слушателем?

17. Благодарите ли вы сотрудника в присутствии его товарищей по работе?

18. Делаете ли вы критические замечания своим подчиненным наедине?

19. Отмечаете ли вы хорошую работу своего коллектива в докладе вышестоящему руководителю?

20. Доверяете ли вы своим подчиненным?

21. Стремитесь ли вы дать сотрудникам всю информацию, которую получаете сами по административным и управленческим каналам?

22. Поясняете ли вы сотруднику значение результатов его труда в соответствии с целями возглавляемого вами отдела?

23. Оставляете ли вы время себе и подчиненным для планирования работы?

24. Есть ли у вас план самосовершенствования по крайней мере на один год вперед?

25. Составляете ли вы план повышения квалификации персонала в соответствии с требованием времени?

26. Вы читаете литературу, необходимую для вашей работы?

27. Имеете ли вы достаточно большую библиотеку по своей специальности?

28. Заботитесь ли вы о состоянии своего здоровья и работоспособности?

29. Любите ли вы выполнять сложную, но интересную работу?

30. Эффективно ли вы проводите беседы со своими подчиненными по вопросам улучшения их работы?

31. Знаете ли вы, какие качества работника должны быть в центре внимания при приеме на работу?

32. Принимаете ли вы во внимание проблемы, просьбы и жалобы своих подчиненных?

33. Держите ли вы определенную дистанцию с подчиненными?

34. Относитесь ли вы к сотрудникам с пониманием и уважением?

35. Вы уверены в себе?

36. Вы знаете свои сильные и слабые стороны?

37. Часто ли вы применяете оригинальный творческий подход в принятии управленческих решений?

38. Регулярно ли вы повышаете свою квалификацию на специальных курсах, семинарах?

39. Достаточно ли вы гибки в своем поведении, в отношениях с людьми?

40. Готовы ли вы изменить стиль своего руководства, если это необходимо для повышения его эффективности?

Подсчитайте количество ответов «да» и «нет».

Вопросы, представленные в тесте, являются критериями успешного руководства, а потому предполагают утвердительный ответ. Таким образом 40 ответов «да» говорит о том, что у вас очень высокий лидерский и управленческий потенциал.

Особое внимание следует обратить на вопросы с отрицательным ответом, поскольку именно они являются вашими слабыми местами. Хороший управленческий потенциал характеризует более 32 положительных ответов. Если у вас ответов «да» значительно меньше — это повод задуматься о коррекции стиля управления.

Можете ли вы быть предпринимателем

Руководить собственной компанией — довольно заманчивая перспектива. А вы готовы стать предпринимателем? Ответьте на вопросы положительно или отрицательно и за каждый ответ «да» поставьте 1 балл.

1. Умеете ли вы доводить начатое дело до конца, несмотря на возникающие сложности?

2. Умеете ли вы настоять на принятом решении или вас легко переубедить?

3. Любите ли вы брать на себя ответственность, руководить?

4. Пользуетесь ли вы уважением и доверием своих коллег?

5. Вы здоровы?

6. Готовы ли вы трудиться, не жалея сил и не ожидая немедленных результатов?

7. Нравится ли вам общаться и работать с людьми?

8. Умеете ли вы убеждать других в правильности избранного пути?

9. Понятны ли вам идеи и мысли других?

10. Есть ли у вас опыт работы в той области, в которой вы хотите организовать собственное дело?

11. Знакомы ли вы с действующими правилами налогообложения?

12. Будет ли в вашем городе или области спрос на товар или услугу, которые вы собираетесь предложить?

13. Есть ли у вас начальные знания в области маркетинга и финансов?

14. Хорошо ли идут дела в вашем городе (области) у других предпринимателей вашего профиля?

15. Есть ли у вас на примете помещение, которое можно арендовать?

16. Располагаете ли вы достаточной финансовой базой, чтобы поддержать свое предприятие в течение первого года его существования?

17. Есть ли у вас возможность привлечь к финансированию создаваемого вами предприятия друзей и знакомых?

18. Есть ли у вас на примете поставщики необходимых вам материалов (товаров)?

19. Есть ли у вас знакомые специалисты, обладающие опытом и знаниями, которых вам не хватает?

20. Уверены ли вы в том, что иметь собственное дело — это ваша главная мечта?

17 и более баллов. У вас есть все необходимые качества, чтобы стать предпринимателем. Ваши целеустремленность, энергия и вера в успех помогут реализовать любую стоящую идею. Главное, чтобы идея действительно того стоила.

13—17 баллов. Ваши шансы на успех в качестве предпринимателя не столь велики. Однако вы можете стать удачливым коммерсантом.

Менее 13 баллов. Скорее всего, из вас не выйдет хорошего предпринимателя. Постарайтесь набраться опыта и, прежде чем встать на путь свободного предпринимательства, еще и еще раз сопоставьте свои интересы, желания и возможности.

Довольны ли вы своей работой

Укажите, с чем вы согласны, а с чем — нет. Оцените свои ответы по следующей схеме: вполне удовлетворен — 1 балл, удовлетворен — 2 балла, не вполне удовлетворен — 3 балла, не удовлетворен — 4 балла, крайне не удовлетворен — 5 баллов.

1. Организация, где работаете.

2. Физические условия труда.

3. Сама работа.

4. Слаженность действий ваших работников.

5. Стиль руководства вашего начальника.

6. Профессиональная компетенция вашего начальника.

7. Заработная плата в сравнении с тем, что за такую же работу платят в других организациях.

8. Профессиональное продвижение.

9. Возможность продвижения.

10. Возможность использования на работе своего опыта и способностей.

11. Требования вашей работы к интеллекту исполнителя.

12. Длительность рабочего дня.

13. В какой степени удовлетворенность работой повлияла бы на ваше решение, если бы вы искали работу в настоящее время?

14. Если бы у вас был выбор, работали ли бы вы здесь еще 5 лет?

Итак, вы можете набрать от 14 до 70 баллов. Чем больше баллов вы набрали, тем менее удовлетворены нынешним местом работы. Если вы набрали 60—70 баллов — это повод задуматься о смене работы или деятельности в целом.

Каковы ваши успехи на работе

Успех в карьере зависит от многих качеств: способностей, честолюбия, уверенности в себе, желания работать, личной инициативы, коммуникабельности и т. д. Однако не менее важным является ваше собственное желание подняться по карьерной лестнице. Обладаете ли вы этим желанием и необходимыми чертами характера? Ответьте на вопросы данного теста и оцените степень своей успешности. Из предложенных вариантов ответа выберите наиболее подходящий вам.

1. Завтра вы должны уехать в отпуск, а надо еще собраться и сделать массу дел. Неожиданно начальник поручает вам срочную работу. Как вы поступаете?

а) садитесь и работаете, пусть даже ночь напролет, лишь бы закончить все и уехать в срок с чистой совестью;

б) откладываете отъезд на несколько дней;

в) просите, чтобы работа была передана кому-то другому.

2. На лотке перед универмагом началась продажа модных и дешевых блузок. Решитесь ли вы купить блузку с ходу?

а) да, такой случай представляется не каждый день;

б) нет, потому что блузка может не подойти, а примерить негде;

в) да, при условии что возможна замена.

3. В большой компании вы встретили человека, который вас чем-то очень заинтересовал. Как вы поступите?

а) тут же найдете повод, чтобы с ним заговорить;

б) будете терпеливо ждать подходящего случая, чтобы вас ему представили;

в) не сделаете никаких попыток — будь что будет.

4. На появившуюся вакансию с заработком выше, чем у вас, претендуете не только вы, но еще двое ваших коллег. Что вы предпримете в этой ситуации?

а) будете спокойно продолжать работать, полагая, что ваши деловые качества не требуют рекламы;

б) отнесетесь к этому равнодушно;

в) сделаете все, чтобы доказать окружающим, что вы лучше других претенденток.

5. Ваш муж (жена) любит классическую музыку, вы — легкую. Как вы попытаетесь примирить столь разные вкусы?

а) попробуете сами полюбить классическую музыку;

б) будете покупать пластинки с легкой музыкой и стараться перевоспитать супруга;

в) будете слушать и ту и другую музыку.

6. Милиция ищет свидетелей уличного происшествия, которое произошло в вашем присутствии. Намерены ли вы объявить о себе?

а) конечно, иначе и быть не может;

б) нет, так как не любите ввязываться в подобные истории;

в) нет, так как не уверены, что точно знаете, что произошло.

7. Вы очень спешите, но на стоянке такси длинная очередь. Что вы предпримете в этой ситуации?

а) вопреки очереди постараетесь сесть в первую подъехавшую машину и попросите таксиста побыстрее отъехать, пообещав отблагодарить;

б) будете нервничать, но стоять в очереди и ждать;

в) попросите очередь пропустить вас вперед, объясняя причину.

8. Вы выиграли в лотерею крупную сумму денег. Как вы ими распорядитесь?

а) начнете с наслаждением тратить на вещи, которые давно хотелось купить, но не было возможности;

б) на семейном совете решите, как поступить с выигрышем;

в) часть денег положите на сберкнижку, часть потратите по своему усмотрению.

9. Как вы себя поведете, столкнувшись с кем-нибудь на улице?:

а) ледяным тоном говорите: «Извините»;

б) бросаете нелестный комплимент встречному;

в) «Бывает», — говорите сами себе и молча следуете дальше.

	а	б	в
1	3	2	1
2	1	2	3
3	3	2	1
4	2	1	3
5	2	3	1
6	3	1	2
7	3	1	2
8	1	3	2
9	2	1	3

Итак, подведем итоги.

До 9 баллов (включительно). Вам не приходит в голову мысль о карьере. По природе вы человек покладистый, застенчивый, стараетесь не обращать на себя внимания. Успехи и громкая слава других не вызывают у вас зависти, вы давно уже смирились со своей незаметной ролью. Не стоит, однако, расстраиваться из-за такой характеристики. Главное ведь в том, чтобы эти качества не породили в вас лень, не привели к равнодушному созерцанию жизни вместо активного участия в ней.

10—15 баллов. Время от времени вам случается помечтать об успехах на работе, о продвижении, но, почти тут же усомнившись в своих возможностях, вы убеждаете себя, что это потребует слишком много усилий и жертв. Наверное, значительно больше вы цените удовлетворение своих желаний в личной жизни. Ваши скромные успехи на работе серьезно вас не огорчают. «Каждому свое», — говорите вы. Однако бывает, что и упрекнете себя в вялости, позавидуете достижениям коллег. Но в целом это ненадолго выводит вас из душевного равновесия.

16—23 балла. Вы не относитесь к служебным обязанностям как к тяжелой ноше. Работа приносит вам удовлетворение, она для вас — осознанная необходимость, а успехи в работе стали важной жизненной целью. Несмотря на это вам чужды качества карьериста. Нет, вы не считаете, что для достижения поставленной цели все средства хороши. Вы дипломатичны и в трудных ситуациях умеете вести себя гибко и тактично. Скорее всего, вам удается трезво и разумно сочетать свои служебные интересы с личной жизнью.

Свыше 24 баллов. Похоже, что вы принадлежите к честолюбивым оптимисткам, к хорошим организаторам, которые прекрасно знают, чего хотят и чего должны достичь. Вы имеете достаточную силу воли и намного настойчивее других. Но, чтобы успех был полным, нужны еще и иные качества: собранность, кругозор, объективность, сдержанность, а также умение работать с людьми, находить с ними общий язык. Обладаете ли вы всем этим? Всячески развивайте эти качества — без них успеха не будет. Не будьте излишне самоуверенны и помните о том, что, помимо карьеры, в жизни существуют и другие ценности.

Деловая ли вы женщина

В настоящее время многие представительницы прекрасной половины человечества так активно включились в деловую жизнь, что и слышать не хотят о семье и материнстве. Другие, напротив, не стремятся к активной жизни, отдавая предпочтение иным ценностям. А вы карьеристка или заботливая жена? А может быть, вы умеете совмещать деловые и истинно женские качества? Об этом вы узнаете, ответив на вопросы данного теста.

В тесте предложены различные ситуации и возможные варианты реакции на них. Отвечайте честно и не старайтесь долго думать над вопросами.

1. Вы в деловой командировке, от успеха переговоров зависит ваша карьера. Вам предлагают явно невыгодный контракт. Вы возмущены, но переговоры ведет обаятельный молодой человек. И, несмотря на сложность ситуации, вы чувствуете к нему симпатию. Оцените ваши первые мысли и эмоции:

а) я любыми путями выбью из него нужный мне контракт;

б) они знают, что я слабая женщина, поэтому специально приготовили для меня этого сердцееда;

в) если бы я знала об этом заранее, то провела бы лишние сорок минут перед зеркалом, чтобы выглядеть так, как я выгляжу на самом деле.

2. Вы еще вчера обещали приятелям составить компанию для партии в бридж. Но первый день переговоров закончился не совсем удачно, и вам, скажем прямо, не до развлечений. Вы отвечаете:

а) я бы сейчас эти карты разорвала на мелкие кусочки и выбросила туда, куда вам и не снилось! Пропадите вы все пропадом! Но обещала, значит, должна держать слово;

б) вы же понимаете, если я буду играть в бридж со всеми, кому обещала, меня надолго не хватит;

в) надо же, как повезло! То ни одного мужчины, а тут вдруг сразу трое. Интересно, а кто я для вас в первую очередь: игрок или женщина?

3. Предварительные переговоры закончились. Можно немного расслабиться. Вы думаете только о теплой ванне и мягкой подушке, но ваш партнер по переговорам (симпатичный молодой человек) приглашает вас провести вечер в ресторане. В первую минуту вы думаете?

а) явно хочет наладить контакт. Нет, дорогой, сначала дело, а потом война плана покажет;

б) понял наконец, какая перед ним женщина. Черт с тобой, отдыхать, так отдыхать;

в) это судьба. А то бы я завтра уехала, и больше мы бы не увиделись.

4. Все хорошее рано или поздно заканчивается. Он набрасывает вам на плечи плащ, и вы выходите из ресторана. Уже поздно, но тут поступает предложение продолжить вечер. Вы думаете:

а) этот чудак, наверное, и в самом деле думает, что я ехала в такую даль только для того, чтобы его развлекать;

б) конечно нет;

в) почему бы и нет.

5. Впереди последний решающий тур переговоров, но там снова будет он! Ваше отношение к нему:

а) что было, то было. Сейчас он для меня враг, который хочет выиграть сделку;

б) он мне не союзник, но и не противник. В трудный момент я могу обратиться к его партнерам или, глядя ему в глаза, сказать, что выдвинутые условия меня не устраивают. Он должен мне помочь;

в) я сделаю все, что он мне посоветует. Он наверняка будет на моей стороне.

Поставьте следующее количество баллов: «а» — 1 балл, «б» — 2 балла, «в» — 3 балла.

Менее 7 баллов. Вы абсолютно деловая женщина. С одной стороны, это хорошо, однако не стоит забывать о том, что деловые партнеры тоже мужчины и ничто человеческое им не чуждо. Позвольте себе чуть-чуть кокетства и чаще улыбайтесь.

7—11 баллов. Вы — золотая середина. Вы одновременно и миловидны, деловиты. Вы прекрасно понимаете, что порою один взгляд может дать больше любых самых длительных переговоров.

Более 11 баллов. Вы отнюдь не деловая женщина, особенно если речь идет о бизнесе и карьере. В присутствии мужчин вам трудно настроиться на деловую волну. Никто не говорит, что надо непременно стать главой крупной фирмы, но немного делового честолюбия и хватки вам не помешает.

Ваша мотивация к успеху

Данный тест предложен Т. Элерсом. Вам нужно ответить на 41 вопрос положительно или отрицательно. Тест поможет вам понять силу мотивации к успеху.

1. Если нужно выбирать из двух вариантов, то лучше сделать быстрее, чем отложить на неопределенное время.

2. Я легко раздражаюсь, когда замечаю, что не могу на все 100% выполнить задание.

3. Когда я работаю, это выглядит так, будто я все ставлю на карту.

4. Когда возникает проблемная ситуация, я чаще всего принимаю решение одним из последних.

5. Когда у меня два дня подряд нет дела, я теряю покой.

6. В некоторые дни мои успехи ниже среднего.

7. По отношению к себе я более строг, чем по отношению к другим.

8. Я более доброжелателен, чем другие.

9. Если я отказываюсь от трудного задания, потом сурово осуждаю себя, так как знаю, что в нем мог быть достигнут успех.

10. В процессе работы я нуждаюсь в небольших паузах отдыха.

11. Усердие — это не основная моя черта.

12. Мои достижения в работе не всегда одинаковы.

13. Меня больше привлекает другая работа, чем та, которой я занят.

14. Порицание стимулирует меня сильнее, чем похвала.

15. Коллеги считают меня дельным человеком.

16. Препятствия делают мои решения более твердыми.

17. Я честолюбив.

18. Когда я работаю без вдохновения, это обычно заметно.

19. При выполнении работы я рассчитываю только на себя.

20. Иногда я откладываю то, что нужно сделать немедленно.

21. Нужно полагаться только на самого себя.

22. Деньги и престиж — мои главные жизненные ценности.

23. Когда мне предстоит выполнить важное задание, я думаю только об этом.

24. Я менее честолюбив, чем мои коллеги и знакомые.

25. В конце отпуска я обычно радуюсь, что скоро выйду на работу.

26. Когда задание мне по душе, я выполняю его лучше и внимательнее.

27. Мне проще и легче общаться с целеустремленными людьми.

28. Когда у меня нет дел, я чувствую, что мне не по себе.

29. Мне приходится выполнять ответственную работу чаще, чем другим.

30. Когда мне приходится принимать решение, я долго взвешиваю все «за» и «против».

31. Мои друзья иногда считают меня ленивым.

32. Мои успехи в какой-то мере зависят от моих коллег.

33. Бессмысленно противодействовать воле руководителя.

34. Иногда не знаешь, какую работу придется выполнять.

35. Когда что-то не ладится, я нетерпелив.

36. Я обычно придаю небольшое значение своим достижениям.

37. Когда я работаю вместе с другими, моя работа дает больше результатов, чем работа других.

38. Многое, за что я берусь, не довожу до конца.

39. Я завидую людям, которые не загружены работой.

40. Я не завидую тем, кто стремится к власти и положению.

41. Когда я уверен, что стою на правильном пути, для доказательства своей правоты я иду вплоть до крайних мер.

Поставьте себе по 1 баллу за ответы «да» на следующие вопросы: 2, 3, 4, 5, 7, 8, 9, 10, 14, 15, 16, 17, 21, 22, 25, 26, 27, 28, 29, 30, 32, 37, 41. Вы также получили по 1 баллу за ответы «нет» на вопросы 6, 13, 18, 20, 24, 31, 36, 38, 39. Ответы на вопросы 1, 11, 12, 19, 23, 33, 34, 35, 40 не учитываются.

Итак, результат:

1—10 баллов — низкая мотивация к успеху;

12—15 баллов — средний уровень мотивации;

17—20 баллов — умеренно высокий уровень мотивации;

свыше 21 балла — слишком высокий уровень мотивации к успеху.

Готовы ли вы рисковать

Данный тест позволит вам узнать, можете ли вы действовать наудачу в условиях неопределенности. Оцените степень вашей готовности к действиям, о которых вас спрашивают.

При ответе на каждый из представленных вопросов поставьте соответствующее число баллов по следующей схеме: полностью согласен — 2 балла; скорее да, чем нет — 1 балл; ни да ни нет — 0 баллов; скорее нет, чем да — 1 балл; точно нет — 2 балла.

1. Превысили бы вы установленную скорость, чтобы быстрее оказать необходимую медицинскую помощь тяжелобольному человеку?

2. Согласились бы вы ради хорошего заработка участвовать в опасной и длительной экспедиции?

3. Стали бы вы на пути убегающего опасного взломщика?

4. Могли бы вы ехать на подножке товарного вагона при скорости более 100 км/ч?

5. Можете ли вы на другой день после бессонной ночи нормально работать?

6. Стали бы вы первым переходить вброд очень холодную реку?

7. Одолжили бы вы другу большую сумму денег, будучи не совсем уверенным, что он сможет вам вернуть эти деньги?

8. Вошли бы вы вместе с укротителем в клетку со львами при его заверении, что это безопасно?

9. Могли бы вы под страховкой залезть на высокую фабричную трубу?

10. Могли бы вы без тренировки управлять парусной лодкой?

11. Рискнули бы вы схватить за уздечку бегущую лошадь?

12. Могли бы вы после 10 кружек пива ехать на велосипеде?

13. Могли бы вы совершить прыжок с парашютом?

14. Могли бы вы при необходимости проехать без билета от Таллина до Москвы?

15. Могли бы вы совершить автотур, если бы за рулем сидел ваш знакомый, который совсем недавно попал в тяжелое дорожное происшествие?

16. Могли бы вы с 10-метровой высоты прыгнуть на тент пожарной команды?

17. Могли бы вы, чтобы избавиться от затяжной болезни с постельным режимом, пойти на опасную для жизни операцию?

18. Могли бы вы спрыгнуть с подножки товарного вагона, движущегося со скоростью 50 км/ч?

19. Могли бы вы в виде исключения вместе с семью другими людьми подняться в лифте, рассчитанном только на 6 человек?

20. Могли бы вы за большое денежное вознаграждение перейти с завязанными глазами оживленный уличный перекресток?

21. Взялись бы вы за опасную для жизни работу, если бы ее хорошо оплатили?

22. Могли бы вы после 10 рюмок водки вычислять проценты?

23. Могли бы вы по указанию вашего начальника взяться за высоковольтный провод, если бы он заверил вас, что провод обесточен?

24. Могли бы вы после некоторых предварительных объяснений управлять вертолетом?

25. Могли бы вы, имея билеты, но без денег и продуктов доехать из Москвы до Хабаровска?

Подсчитайте сумму набранных вами баллов в соответствии с инструкцией. Положительные ответы свидетельствуют о склонности к риску. Значение теста: от −50 до +50 баллов.

Вы набрали менее −30 баллов — слишком осторожны, от −10 до +10 баллов — средние значения, свыше +20 баллов — склонны к риску.

Каковы ваши способности к научной деятельности?

Выберите один из вариантов ответа на вопросы (а, б, в).

Часть I. Любознательность

1. Многие вещи интересуют меня с первого взгляда:

а) да;

б) нет;

в) зависит от обстоятельств.

2. Помимо работы, у меня есть множество других интересов:

а) да;

б) нет;

в) иногда.

3. В свободное от работы время у меня есть важные дела (общественная работа, спорт и т. д.):

а) да;

б) нет;

в) время от времени.

4. Я стараюсь расширить свои знания в той области, которой занимаюсь:

а) да;

б) нет;

в) иногда;

5. Я постоянно расширяю свой кругозор:

а) да;

б) нет;

в) некоторые темы меня интересуют.

6. Я с удовольствием собираю материалы и информацию:

а) да;

б) нет;

в) иногда.

7. Чтение для меня:

а) необходимость;

б) скука;

в) удовольствие.

Часть II. Упорство

1. Когда я берусь за дело, всегда довожу его до конца:

а) да;

б) нет;

в) зависит от цели.

2. Я выполняю все дела в срок:

а) да;

б) нет;

в) иногда.

3. Неудача меня обескураживает:

а) нет;

б) да;

в) я смеюсь над этим.

4. Неудача побуждает к размышлениям:

а) да;

б) нет;

в) немного задумываюсь.

5. Ради дела я готов пожертвовать удовольствиями:

а) да;

б) нет;

в) время от времени.

Часть III. Честолюбие

1. В работе для меня важно:

а) возможность творчества;

б) спокойствие;

в) хорошая зарплата.

2. Есть великие люди, которыми я восхищаюсь:

а) да;

б) нет;

в) вызывают лишь интерес.

3. Если представится случай, я сменю профессию на более интересную:

а) да;

б) нет;

в) все зависит от выигрыша.

4. Ради новых знаний я бы охотно посещал специальные курсы:

а) да;

б) нет;

в) для этого мне требуется компания.

5. Я люблю встречи и дискуссии:

а) очень;

б) нет;

в) умеренно.

6. Я люблю коллективную работу:

а) да;

б) нет;

в) могу приспособиться.

Часть IV. Изобретательность

1. Я размышляю о механизмах мышления:

а) да;

б) нет;

в) если вынужден.

2. Меня интересует устройство прибора, которым пользуюсь:

а) да;

б) нет;

в) иногда.

3. Я представляю, как можно его улучшить:

а) да;

б) нет;

в) иногда.

4. Думаю, что у меня умелые руки:

а) да;

б) нет;

в) кое-что умею.

5. В рассуждениях мне нравится строить логические цепочки:

а) очень;

б) не задумываюсь над этим;

в) предпочитаю рассуждать свободно.

6. Размышляя, я готов отказаться от своих старых представлений:

а) если убежден;

б) никогда;

в) это слишком трудно.

Часть V. Мои сильные стороны

1. Здоровье позволяет мне напряженно работать:

а) да;

б) нет;

в) умеренно.

2. В общем, мне везет:

а) да;

б) нет;

в) иногда.

3. Моя память:

а) хорошая;

б) плохая;

в) средняя.

4. Меня привлекает необычное:

а) да;

б) нет;

в) если это касается моих интересов.

5. Я убежден в ценности квалификации:

а) да;

б) нет;

в) в некоторой степени.

6. Я выбрал профессию:

а) по призванию;

б) случайно;

в) из практических соображений.

7. Я люблю мечтать и фантазировать:

а) да;

б) нет;

в) иногда.

8. Не люблю одиночества:

а) да;

б) нет;

в) немного.

9. Люблю размышлять в уединении:

а) да;

б) нет;

в) зависит от ситуации.

10. Когда нужно, я умею отрешиться от забот:

а) да;

б) нет;

в) не всегда успешно.

Итак, если большинство, ваших ответов под буквой «а», вы, скорее всего, изобретательны, оригинальны и непредсказуемы. Ваше стремление во всем использовать творческий подход позволяет сделать повседневную деятельность более интересной и увлекательной.

Большинство ответов под буквой «б» означает, что вы безразличны к творчеству. Однако, может быть, дело в вашей скромности и неуверенности? Если не задумаетесь над этим, то на всю жизнь останетесь хорошим исполнителем, что, впрочем, тоже неплохо. Однако не стоит огорчаться и в том случае, если вы твердо уверены, что способностей к науке у вас нет. Помните основной принцип психодиагностики: нет людей бесталанных, но есть люди, занятые не своим делом.

Большинство ответов под буквой «в» свидетельствует, что вы, без сомнения, имеете творческие способности, но ленитесь, не хотите их развивать. Попробуйте проявить себя в нескольких областях, а затем выберите ту, что наиболее вам интересна.

Умение общаться

Тесты, представленные в данном разделе, позволят вам оценить, насколько вы интересный собеседник и хороший слушатель.

Умеете ли вы слушать собеседника
Тест I

Ответьте на вопросы, дав оценку в баллах: всегда — 4; часто — 3; иногда — 3; никогда — 2.

1. Даете ли вы собеседнику возможность полностью высказаться?

2. Обращаете ли вы внимание на подтекст высказывания?

3. Стараетесь ли вы запомнить услышанное?

4. Обращаете ли вы внимание на главное в сообщении?

5. Слушая, стараетесь ли сохранить в памяти основные факты?

6. Обращаете ли вы внимание собеседника на выводы из его сообщения?

7. Подавляете ли вы свое желание уклониться от неприятных вопросов?

8. Сдерживаете ли вы раздражение, когда слышите противоположную точку зрения?

9. Стараетесь ли удержать внимание на словах собеседника?

10. Охотно ли беседуют с вами?

Итак, если у вас получилось 32 и более баллов — отлично, 27—31 балл — хорошо, 22—26 баллов — посредственно, менее 22 баллов — вам следует научиться слушать собеседников.

Умеете ли вы слушать собеседника Тест II

Выберите наиболее подходящие вам ответы на вопросы.

1. По-вашему, цель беседы или разговора:

а) лучше узнать собеседника;

б) высказать свою точку зрения по данному вопросу;

в) поделиться мнениями и обсудить их.

2. Задают ли ваши дети такие вопросы: «Где и как спят облака?» или «Была ли бабушка маленькой?»:

а) часто;

б) никогда;

в) иногда.

3. По утрам, собираясь на работу, вы напеваете:

а) да, всегда одну и ту же песню;

б) да, обычно разные песни;

в) нет, никогда.

4. В конце собрания вы задаете вопросы докладчику:

а) да, всегда есть о чем спросить;

б) иногда, когда не согласны с изложенной точкой зрения;

в) никогда, поскольку не верите, что одним вопросом можно изменить точку зрения докладчика.

5. После разговора с другом или коллегой вам случалось менять точку зрения по обсуждаемой проблеме:

а) да, довольно часто;

б) иногда;

в) никогда.

6. Когда вы разговариваете с кем-либо, то:

а) больше говорите вы;

б) больше говорит ваш собеседник;

в) оба говорите поровну.

7. При одинаковой цене вы бы предпочли купить:

а) книгу;

б) компакт-диск;

в) билет в кино.

8. Коллега хочет поделиться своими проблемами, которые вас не касаются. Вы подумаете:

а) что потеряете ценное время;

б) что теперь будете иметь на него влияние;

в) что попытаетесь ему помочь.

9. Фраза, отражающая вашу точку зрения в большей степени:

а) лишь специалист может говорить хорошо по данной проблеме;

б) каждый может говорить обо всем, если умеет хорошо выражать свои мысли;

в) специалисты не всегда хорошие ораторы, иногда они неубедительно говорят о проблеме и своих разработках.

10. Если при разговоре смысл слов ускользает от вас, вы:

а) остановите говорящего и попросите объяснить сказанное;

б) отметите про себя неясное, чтобы спросить об этом в конце разговора;

в) в целом вам всегда все понятно.

11. Вы можете повторить сообщение или песню, услышанные утром по радио?

а) да, всегда;

б) да, но вам необходимо время, чтобы вспомнить;

в) вы не можете вспомнить.

12. У эстрадного певца прежде всего вы цените:

а) голос;

б) внешний вид;

в) поведение на сцене.

13. Посещение концертов для вас:

а) событие, доставляющее удовольствие;

б) светская обязанность;

в) удовольствие, если исполняют ваши любимые произведения.

14. Вы в гостях, кроме вас еще 5–6 человек. Вы заводите разговор. Чаще всего:

а) вас почти никто не слушает;

б) все умолкают, чтобы выслушать вас;

в) вы не являетесь инициатором разговора.

15. Вы в курсе событий общественной жизни благодаря:

а) просмотру телепередач;

б) прослушиванию радио;

в) чтению газет.

Подсчитайте баллы.

1:	а — 2;	б — 1;	в — 0.
2:	а — 3;	б — 1;	в — 2.
3:	а — 2;	б — 3;	в — 0.
4:	а — 2;	б — 3;	в — 0.
5:	а — 2;	б — 3;	в — 0.
6:	а — 1;	б — 2;	в — 3.
7:	а — 3;	б — 1;	в — 0.
8:	а — 1;	б — 2;	в — 3.
9:	а — 1;	б — 2;	в — 0.
10:	а — 3;	б — 3;	в — 2.
11:	а — 3;	б — 2;	в — 1.
12:	а — 3;	б — 1;	в — 2.
13:	а — 2;	б — 3;	в — 1.
14:	а — 2;	б — 3;	в — 1.
15:	а — 3;	б — 2;	в — 1.

15–20 баллов. Вам требуется усилие, чтобы выслушать собеседника. Может быть, вы недооцениваете пользу, которую можно извлечь из разговора, чтобы расширить свои знания и жизненный опыт.

25–35 баллов. Вы посредственный слушатель. Для вас беседы не главный источник информации, а основа общения. От вас многое можно узнать, но не только вам дано право на истину. Даже критику полезно бывает выслушать упреки. Вам необходимо слушать больше, чем вы это делаете.

35—45 баллов. Вы обладаете редким качеством — умением слушать и говорить в меру. Разговаривать с вами — одно удовольствие. Ваши собеседники всегда могут почерпнуть из ваших слов что-либо полезное. Вы умеете входить в положение других людей — это хорошая черта характера, которую следует сохранить.

Умеете ли вы слушать собеседника. Тест III

Перед вами 16 вопросов. Не задумываясь, ответьте «да» или «нет».

1. Ждете ли вы нетерпеливо, пока другой закончит разговор и даст возможность вам высказаться?

2. Спешите ли вы принять решение до того, как поймете суть дела?

3. Слушаете ли вы лишь то, что вам нравится?

4. Мешают ли вам слушать собеседника ваши эмоции?

5. Отвлекаетесь ли вы, когда ваш собеседник излагает свои мысли?

6. Запоминаете ли вместо основных моментов беседы какие-либо несущественные?

7. Мешают ли вам слушать предубеждения?

8. Прекращаете ли вы слушать собеседника, когда беседа становится напряженной?

9. Занимаете ли вы негативную позицию по отношению к говорящему?

10. Всегда ли вы слушаете собеседника?

11. Ставите ли вы себя на место говорящего, чтобы понять, что заставило его говорить именно так?

12. Принимаете ли вы во внимание тот факт, что у вас с собеседником могут быть разные предметы обсуждения?

13. Допускаете ли вы, что у вас и вашего собеседника может быть разное понимание смысла употребляемых слов?

14. Допускаете ли вы, что спор может быть вызван различием точек зрения или постановкой вопроса?

15. Избегаете ли вы взгляда собеседника в разговоре, смотрите ли вы по сторонам, когда слушаете?

16. Возникает ли у вас непреодолимое желание прервать собеседника и вставить свое слово за него или в пику ему, опередить его выводы?

Поставьте себе по 1 баллу за ответы «да» на вопросы 10, 11, 12, 13 и 14 и за ответы «нет» на все остальные.

Подсчитайте общее число баллов. Если вы набрали 13–16 баллов, у вас развито умение слушать, вы — приятный собеседник, у вас, скорее всего, много друзей и приятелей. Кроме того, к вам нередко обращаются за помощью посторонние люди.

10—13 баллов — средний результат. Вы можете сделать вид, что внимательно слушаете собеседника, однако на самом деле чужая точка зрения вас не интересует. В разговоре вы предпочитаете, чтобы слушали вас.

Результат менее 10 баллов говорит о неумении и нежелании слушать собеседника. Вам следует изменить отношение к беседе и понять, что, внимательно слушая, можно узнать много нового и полезного, расширить свой кругозор.

Ваше отношение к собеседнику

Ответьте на вопросы, дав оценку в баллах: почти всегда — 2, в большинстве случаев — 4, иногда — 6, редко — 8, почти никогда — 10.

1. Стараетесь ли закончить беседу, если тема или собеседник неинтересны для вас?

2. Могут ли вас раздражать манеры собеседника?

3. Может ли неудачно сказанное выражение спровоцировать вас на резкость и грубость?

4. Избегаете ли вы вступать в беседу с неизвестным или малознакомым человеком, даже когда он стремится к этому?

5. Имеете ли вы привычку перебивать собеседника?

6. Делаете ли вы вид, что внимательно слушаете, а сами думаете совсем о другом?

7. Меняется ли ваш тон, голос, выражение лица, лексикон в зависимости от того, кто ваш собеседник?

8. Меняете ли тему разговора, если собеседник коснулся неприятной для вас темы?

9. Поправляете ли вы собеседника, если в его речи встречаются неправильно произнесенные слова, названия, термины, вульгаризмы?

10. Может ли у вас в общении быть снисходительный тон с оттенком иронии?

Подсчитайте сумму баллов. Если в итоге вы набрали сумму свыше 62, то вы слушатель выше среднего уровня. Вы относитесь к собеседнику с уважением независимо от того, насколько близки вам его суждения. Вы понимаете, что беседа — это диалог, где каждый из собеседников высказывает свою точку зрения. Вы можете поменять свою точку зрения на противоположную, если собеседник приведет достаточно веские аргументы. Иными словами, вы гибки в общении, любите дискуссии и склонны выяснять суть вещей с помощью логических доводов.

Умеете ли вы четко излагать свои мысли

Ответьте утвердительно или отрицательно на предложенные вопросы.

1. Заботитесь ли вы о том, чтобы быть понятым?

2. Подбираете ли вы слова, соответствующие возрасту, образованию, интеллекту и общей культуре слушателя?

3. Обдумываете ли вы форму изложения мысли, прежде чем высказаться?

4. Ваши распоряжения достаточно кратки?

5. Если слушатель не задает вам вопросов после того, как вы высказались, считаете ли вы, что он вас понял?

6. Достаточно ли ясно и точно вы высказываетесь?

7. Следите ли вы за логичностью ваших мыслей и высказываний?

8. Выясняете ли вы, что было неясно в ваших высказываниях? Побуждаете ли задавать вопросы?

9. Задаете ли вы вопросы слушателям, чтобы понять их мысли и мнения?

10. Отличаете ли вы факты от мнений?

11. Стараетесь ли вы опровергнуть слова собеседника?

12. Стремитесь ли вы к тому, чтобы слушатели всегда соглашались с вами?

13. Используете ли вы термины, понятные не всем слушателям?

14. Говорите ли вы вежливо и дружелюбно?

15. Следите ли вы за впечатлением, производимым вашими словами и высказываниями?

16. Делаете ли вы паузы для обдумывания?

Поставьте по 1 баллу за ответы «нет» на вопросы 5, 11, 12 и 13 и по 1 баллу за ответы «да» на все остальные вопросы. Подсчитайте количество баллов.

Если вы набрали 12—16 баллов, можно с уверенностью сказать, что вы прекрасный оратор. Вы четко излагаете свои мысли, продумываете фразы заранее. С вами интересно общаться, и собеседник не стесняется задавать вам вопросы.

Ваш результат 10—12 баллов. В целом вы изъясняетесь достаточно понятно для окружающих, однако бывают случаи, когда вы не можете выразить мысль так, как вам хочется, вследствие чего между вами и собеседником может возникнуть недопонимание. Нередко вы, чтобы произвести на собеседника впечатление, используете слова и выражения, известные не всем. Старайтесь выражать свою мысль более четко и лаконично.

Менее 12 баллов — неудовлетворительный результат. Однако не стоит отчаиваться. Старайтесь больше читать, развивайте логическое мышление и репетируйте диалоги. Хорошей методикой является рассказ о каком-либо событии или явлении, наполненный яркими описаниями.

Вы можете излагать мысли на бумаге или в устной форме. Со временем вы научитесь выражать мысли более четко, и собеседники начнут понимать вас лучше.

Взаимоотношения с собеседником

Этот тест поможет вам узнать, какое впечатление производят ваши высказывания на собеседника. Оцените каждое из предложенных высказываний по 4-балльной шкале. При этом следует вспомнить похожие ситуации, случавшиеся в вашей жизни.

1. Мой собеседник не упрям и смотрит на вещи широко. Он уважает меня.

2. Высказывая различные точки зрения, обсуждаем дело по существу. Мелочи нас не волнуют.

3. Мой собеседник понимает, что я стремлюсь к хорошим взаимоотношениям.

4. Он всегда по достоинству оценивает мои высказывания.

5. В ходе беседы он чувствует, когда надо слушать, а когда — говорить.

6. При обсуждении конфликтной ситуации я сдержан.

7. Я чувствую, когда мое сообщение интересно.

8. Мне нравится проводить время в беседах.

9. Когда мы приходим к соглашению, то хорошо знаем, что делать каждому из нас.

10. Если нужно, мой собеседник готов продолжать обсуждение.

11. Я стараюсь идти навстречу его просьбам.

12. Я верю его обещаниям.

13. Мы оба стараемся угодить друг другу.

14. Мой собеседник обычно говорит по существу и без лишних слов.

15. После обсуждения разных точек зрения, я чувствую, что это полезно мне.

16. В любой ситуации я избегаю слишком резких выражений.

17. Я искренне стараюсь понять собеседника.

18. Я вполне могу рассчитывать на его искренность.

19. Я считаю, что хорошие взаимоотношения зависят от обоих.

20. После неприятного разговора мы обычно стараемся быть внимательными друг к другу и обиды не держим.

Подсчитывая баллы, вы получите три результата. Взаимная поддержка — сумма баллов по строкам 2, 5, 9, 12, 14, 18, 20.

Слаженность в общении — 1, 4, 6, 8, 11, 15, 19.

Улаживание конфликта — 3, 7, 10, 13, 16, 17.

Результат 21 балл и выше считается нормой. Если недобор наблюдается по пункту взаимная поддержка, вам следует быть внимательнее к собеседнику. Плохая слаженность в общении — признак того, что само общение происходило в неблагоприятной обстановке — спешка, отсутствие повода для обсуждения и т. д. Наконец, если есть трудности с улаживанием конфликта, то нужно активнее искать пути к взаимопониманию.

Приятны ли вы в общении

Увы, общительность не всегда является признаком того, что с человеком приятно разговаривать. Многие люди могут утомить своей общительностью через пять минут разговора. Скорее всего, в вашем окружении окажется не один и не два таких собеседника.

А вы приятны в общении? Получить ответ на этот вопрос вам поможет этот тест. Ответьте на вопросы утвердительно или отрицательно.

1. Вы любите больше слушать, чем говорить?

2. Вы всегда можете найти тему для разговора даже с незнакомым человеком?

3. Вы всегда внимательно слушаете собеседника?

4. Любите ли вы давать советы?

5. Если тема разговора вам неинтересна, станете ли показывать это собеседнику?

6. Вы раздражаетесь, когда вас не слушают?

7. У вас есть собственное мнение по любому вопросу?

8. Если тема разговора вам незнакома, станете ли ее развивать?

9. Вы любите быть в центре внимания?

10. Вы — душа компании?

11. Вы хороший оратор?

Если вы ответили положительно на вопросы 1, 2, 3, 6, 7, 8, 9, 10, 11, засчитайте по 1 баллу за каждый из них.

А теперь подсчитаем.

1–3 балла. Следует задуматься. Общение с вами далеко не всегда приятно, а иногда и тяжело. Может быть, вы не умеете слушать собеседника, прерываете его на полуслове и начинаете излагать свою точку зрения? Если это так, постарайтесь относиться к людям более внимательно и интересоваться ими, ведь, как говорил французский писатель Андре Моруа, «для человека нет более интересной темы, чем он сам».

4–9 баллов. Вы без сомнения общительный, внимательный и приятный собеседник. Вы можете быть и весьма рассеянным, когда не в духе, однако когда требуется ваша помощь и поддержка, вы всегда готовы оказать ее.

9–11 баллов. Вы относитесь к типу людей, у которых много друзей и приятелей. Близкие не могут обойтись без вашей поддержки и советов. Это прекрасно. Однако возникает только один вопрос: не приходится ли вам иногда соблюдать чужие интересы в ущерб своим собственным?

Ваш стиль общения

Как известно, у каждого человека есть свой стиль общения. Если вы хотите узнать, насколько вы корректны и внимательны в общении, пройдите этот тест.

На каждый из 20 вопросов предложено 3 варианта ответа. Выберите наиболее подходящий.

1. Склонны ли вы искать пути к примирению после очередного служебного конфликта?

а) всегда — 1;

б) иногда — 2;

в) никогда — 3.

2. Как вы ведете себя в критической ситуации?

а) внутренне кипите — 2;

б) сохраняете полное спокойствие — 1;

в) теряете самообладание — 3.

3. Каким считают вас коллеги?

а) самоуверенным — 3;

б) дружелюбным и независимым — 2.

в) спокойным и уверенным — 1.

4. Как вы отреагируете, если вам предложат ответственную должность?

а) примете ее с некоторыми опасениями — 2;

б) согласитесь без колебаний — 3;

в) откажетесь от нее ради собственного спокойствия — 1.

5. Как вы поведете себя, если кто-то из коллег без разрешения возьмет с вашего стола бумагу?

а) зададите ему по первое число — 3;

б) заставите вернуть — 2;

в) спросите, не нужно ли ему еще чего-нибудь, — 1.

6. Какими словами вы встретите мужа (жену), если он (она) вернулся (вернулась) с работы позже обычного?

а) что тебя так задержало? — 2;

б) где ты торчишь допоздна? — 3;

в) я уже начал (начала) волноваться — 1.

7. Как вы ведете себя за рулем автомобиля?

а) стараетесь обогнать машину, которая показала вам хвост — 2;

б) вам все равно, сколько автомобилей вас обогнало — 1;

в) помчитесь с такой скоростью, что никто вас не догонит — 3.

8. Какими вы считаете свои взгляды на жизнь?

а) сбалансированными — 2;

б) легкомысленными — 1;

в) крайне жесткими — 3.

9. Что вы предпринимаете, если дело не удается?

а) пытаетесь свалить вину на другого — 3;

б) смиряетесь — 2;

в) становитесь впредь осторожнее — 1.

10. Как вы реагируете на статьи о случаях распущенности современной молодежи?

а) пора бы уже молодежи запретить такие развлечения — 3;

б) надо создать им возможность организованно и культурно отдыхать — 1;

в) я об этом не задумываюсь — 2.

11. Что вы ощущаете, если должность, которую вы хотели занять, досталась другому?

а) и зачем только я на это нервы тратил — 1;

б) видно, этот человек начальнику приятнее — 2;

в) может быть, мне это удастся в другой раз — 3.

12. Какие чувства вы испытываете, когда смотрите страшный фильм?

а) чувство страха — 3;

б) скуку — 2;

в) искреннее удовольствие — 1.

13. Как вы будете себя вести, если вы опоздали на важное совещание из-за дорожной пробки?

а) будете нервничать во время заседания — 1;

б) попытаетесь вызвать снисходительность партнеров — 3;

в) огорчитесь — 2.

14. Как вы относитесь к своим спортивным успехам?

а) обязательно стараетесь выиграть — 2;

б) цените удовольствие почувствовать себя молодым — 3;

в) очень сердитесь, если проигрываете — 1.

15. Как вы поступите, если вас плохо обслужили в ресторане?

а) стерпите, избегая скандала — 1;

б) вызовите метрдотеля и сделаете ему замечание — 3;

в) отправитесь с жалобой к директору ресторана — 2.

16. Как вы поступите, если вашего ребенка обидели в школе?

а) поговорите с учителем — 1;

б) устроите скандал родителям обидчика — 2;

в) посоветуете ребенку дать сдачи — 3.

17. Какой вы человек?

а) обычный — 1;

б) самоуверенный — 3;

в) пробивной — 2.

18. Что вы скажете подчиненному, с которым столкнулись в дверях?

а) простите, это моя вина — 1;

б) ничего, пустяки — 3;

в) а повнимательнее вы не можете быть? — 2.

19. Ваша реакция на статью в газете о хулиганстве среди молодежи?

а) когда же наконец будут приняты конкретные меры? — 2;

б) надо бы ввести более суровые наказания! — 1;

в) нельзя же все валить на молодежь, виноваты и воспитатели! — 3.

20. Какое животное вам более симпатично?

а) тигр — 3;

б) домашняя кошка — 2;

в) медведь — 1.

Подсчитайте свои баллы.

35—44 балла. Вы достаточно уравновешены, честолюбивы и рассудительны. Вам сопутствует успех, у вас много друзей, среди которых вы пользуетесь авторитетом. К критике относитесь доброжелательно, если она правдива и не задевает вашего самолюбия.

45 баллов и более. Вы уверенны в себе, амбициозны, честолюбивы. Для вас не составит труда пожертвовать интересами других ради достижения своей цели. Вы всегда рассчитываете на свои силы и, как правило, одерживаете победу. К людям относитесь достаточно жестко и считаете, что каждый должен учиться на своих ошибках. Критику воспринимаете лишь в том случае, если уважаете человека и считаете, что он превосходит вас в жизненном опыте.

34 балла и менее. Вы чрезмерно миролюбивы, что является результатом недостаточной уверенности в собственных силах и возможностях. Это, конечно, не значит, что вы гнетесь под любым ветерком. Однако больше решительности вам не помешает. К критике относитесь терпимо.

Следует отметить, что если по 7 и более вопросам вы набрали по 3 балла и одновременно менее чем по 7 вопросам — по 1 баллу, то ваша агрессивность носит скорее разрушительный, чем конструктивный характер. Вы склонны к непродуманным поступкам и ожесточенным дискуссиям. Относитесь к людям порой пренебрежительно и своим поведением провоцируете конфликтные ситуации, которые вполне могли бы избежать.

Если же по 7 и более вопросам вы получили по 1 баллу и в то же время менее чем по 7 вопросам — по 3 балла вы замкнуты в своем мире. Это не значит, что вам не присущи вспышки агрессии, но вы подавляете их слишком тщательно, что может негативно сказаться на вашем эмоциональном равновесии.

Насколько вы терпимы

Насколько важно для вас мнение других людей? Как вы относитесь к промахам других и насколько вы терпимы к чужим ошибкам и недостаткам характера? Получить ответы на эти вопросы вам поможет данный тест.

1. Вы считаете, что у вас возникла интересная идея, но ее не поддержали. Вы расстроитесь?

а) да — 0;

б) нет — 2.

2. Вы встречаетесь с друзьями, и кто-то предлагает начать игру. Что вы предпочтете?

а) чтобы участвовали только те, кто хорошо играет, — 0;

б) чтобы играли и те, кто еще не знает правил — 2.

3. Спокойно ли воспримете неприятную для вас новость?

а) да — 0;

б) нет — 2.

4. Раздражают ли вас люди, которые в общественных местах появляются нетрезвыми?

а) если они не переступают допустимых границ, меня это вообще не интересует — 2;

б) мне всегда были неприятны люди, которые не умеют себя контролировать — 0.

5. Можете ли вы легко найти контакт с людьми, у которых иные, чем у вас, профессия, положение, обычаи?

а) мне трудно было бы это сделать — 0;

б) я не обращаю внимания на такие вещи — 2.

6. Как вы реагируете на шутку, объектом
которой становитесь?

а) мне не нравятся ни сами шутки, ни шут-
ники — 0;

б) если даже шутка и будет мне неприятна,
я постараюсь ответить в такой же манере — 2.

7. Согласны ли вы с мнением, что многие
люди сидят не на своем месте, занимаются не
своим делом?

а) да — 0;

б) нет — 2.

8. Вы приводите в компанию друга (подру-
гу), который становится объектом всеобщего
внимания. Как вы на это реагируете?

а) мне, честно говоря, неприятно, что таким образом внимание отвлечено от меня — 0;

б) я радуюсь за него (нее) — 2.

9. В гостях вы встречаете пожилого человека, который критикует современное молодое
поколение, превозносит былые времена. Как реагируете вы?

а) ухожу пораньше под благовидным пред-
логом — 2;

б) вступаю в спор — 0.

0–4 балла. Вы непреклонны и упрямы. Возникает впечатление, что вы стремитесь навязать
свое мнение другим во что бы то ни стало. Часто повышаете голос. Однако вы достаточно добры с теми, кого любите, но если человек вам
неприятен, ему не поздоровится. Нередко стре-

митесь навязать другим свое мнение, что приводит к спорам и непониманию.

6–12 баллов. Вы способны твердо отстаивать свои убеждения. Но, безусловно, можете и вести диалог, менять свое мнение, если это необходимо. Способны иногда и на излишнюю резкость, неуважение к собеседнику. И в такой момент вы действительно можете выиграть спор с человеком, у которого более слабый характер.

14–18 баллов. Твердость ваших убеждений отлично сочетается с большой тонкостью, гибкостью характера. Вы можете принять любую идею, с пониманием отнестись к достаточно парадоксальному на первый взгляд поступку, даже если вы их не одобряете. Вы с большой долей критичности относитесь к своему мнению и способны с уважением и тактом по отношению к собеседнику отказаться от взглядов, которые, как выяснилось, были ошибочны.

Какой вы сосед

Как известно, от соседей никуда не денешься, если, конечно, вы не владелец особняка. Совместное проживание часто провоцирует конфликты и ссоры, которые, впрочем, можно решить мирным путем. А какой вы сосед? Считаетесь ли вы с интересами тех, кто живет рядом? Ответьте на вопросы данного теста, выбрав наиболее подходящий вариант ответа.

1. Вы общаетесь с соседями?

а) часто — 5;

б) иногда — 3;

в) никогда или почти никогда — 1.

2. Вы берете у них взаймы, допустим, сахар, хлеб:

а) часто — 5;

б) иногда — 3;

в) никогда — 1.

3. Если, балуясь, соседские дети позвонят в вашу дверь и убегут,...

а) отругаете их — 1;

б) пожалуетесь их родителям — 5;

в) поворчите, но простите, ведь это все-таки дети — 3.

4. Вы считаете, что ваши соседи:

а) любезные, интересные люди, готовые всегда прийти на помощь, — 5;

б) готовы помочь, но они не так уж интересны — 3;

в) они нелюбезны и неинтересны — 1.

5. В позднее время вы пригласили в гости шумную компанию. Соседи выразили недовольство. Вы:

а) извинитесь и постараетесь утихомирить гостей — 5;

б) ответите, что у себя дома вы можете делать все, что вам заблагорассудится — 1;

в) вы пригласите соседей присоединиться к вам — 3.

6. В соседнюю квартиру вселяются новые жильцы. Вы:

а) сразу же познакомитесь и предложите свою помощь — 5;

б) подождете, пока они обживутся, и только тогда предложите свою помощь — 3;

в) будете ждать, пока первый шаг сделают они — 1.

7. Ваши соседи приобрели новый автомобиль. Вы:

а) разделите их радость — 3;

б) станете им завидовать — 1;

в) спросите себя, как им удалось его купить — 5.

8. Любите ли вы сплетничать?

а) да, всегда — 5;

б) иногда, но без злобы — 3;

в) нет — 1.

9. Неизвестный человек пришел к вашей соседке. А вы знаете, что ее муж в командировке. Вы:

а) попытаетесь выяснить, кто это был, когда он уйдет — 5;

б) вы станете предполагать самое плохое — 1;

в) не обратите на это внимания — 3.

10. Ваши соседи уезжают в отпуск и просят присмотреть за их кошкой, собакой или даже приглядеть за их домом. Вы:

а) сразу же соглашаетесь — 5;

б) говорите, что согласились бы с удовольствием, но находите какие-либо оправдания, чтобы не заниматься этим — 3;

в) сразу же отказываетесь — 1.

11. Вы часто видите дочь ваших соседей в компании женатого мужчины или того, кто, по-вашему, ей не пара. Ваши действия:

а) сразу же сообщаете об этом ее матери — 5;

б) прежде всего поговорите с самой девушкой — 3;

в) считаете, что вас это не касается — 1.

12. Видя, что милиционер вошел к вашим соседям, вы:

а) найдете способ появиться у них, пока он там — 5;

б) как только он уйдет, вы отправитесь к соседям — 3;

в) это просто вас не интересует — 1.

13. Считаете ли вы себя:

а) немного лучше своих соседей — 1;

б) более авторитетным, чем они — 5;

в) не делаете никаких сравнений с ними — 3.

14. Ваши соседи молодожены. Вы:

а) используете любой повод, чтобы дать им совет — 5;

б) стараетесь им помочь, но тактично, ненавязчиво — 3;

в) считаете, что они сами должны накопить опыт семейной жизни — 1.

15. Ваши соседи купили новую мебель, а вам предлагают по сходной цене что-то из своей старой. Вы:

а) тронуты, но не показываете этого — 3;

б) вы благодарны за то, что подумали о вас, даже если у вас нет намерения что-нибудь купить — 5;

в) вы оскорблены — 1.

Подсчитайте баллы.

Более 58 баллов. Вы готовы оказать помощь соседям и отзываетесь на любую их просьбу, но вы также предлагаете свою помощь, когда в ней никто не нуждается, и делаете это несколько навязчиво. Кроме того, вы чересчур любопытны и любите посплетничать.

57—32 балла. Вы любезны, сердечны, уважаете других. Вы в меру интересуетесь жизнью своих соседей, не предлагаете своей помощи, если в ней нет нужды. Не пытаетесь узнать все о соседях, а также не рассказываете им о себе. В случае необходимости вы всегда бескорыстно предложите свою помощь.

31 и менее баллов. Для вас соседи — совершенно чужие люди. Вы не помогаете им и не нуждаетесь в их помощи и общении. Нередко вы не считаетесь с соседями и ведете себя не совсем корректно.

Умеете ли вы принимать правду

Как вы реагируете, когда вам говорят правду, особенно если она не совсем вам приятна? Нередко людям удобнее оставаться в заблуждении, чем соглашаться с истиной.

1. Представьте себе, что молодая на вид женщина в шестой раз справляет свое «двадцатилетие». Как к этому отнесетесь вы?

а) понятно ее желание скрыть свой истинный возраст;

б) глупо пытаться остановить время;

в) вы в принципе против такой лжи.

2. Предположим, вы находитесь в экзотической, незнакомой стране и попали на восточный базар. Проявите ли вы интерес к диковинным товарам?

а) вы не настолько любопытны, чтобы узнать, что это;

б) вы все же посмотрите, что это такое;

в) купите разные мелочи на память.

3. Что вы скажете, если увидите, как ребенок забавляется с мячом перед развалинами старинного храма?

а) родители не должны позволять детям играть в таком месте;

б) ребенку нужно объяснить, ведь сам он не осознает ценности этого древнего здания;

в) а почему бы и нет? Пусть играет.

4. Некий человек предсказывает будущее. Вас это интересует?

а) вы не желаете, чтобы кто-то поучал вас;

б) вы бы послушали его, но остались бы при своем мнении;

в) вы хотите узнать все о своей судьбе.

5. Солнце с восемью лучами — древний символ счастья. Если бы вы носили такой талисман, то в какой цвет его окрасили?

а) коричневый;

б) оранжевый;

в) зеленый.

6. Если бы у вас была возможность узнать, сколько вам осталось жить, вы бы ею воспользовались?

а) нет, это лишило бы вас радости жизни;

б) в какую-то минуту, быть может, да;

в) вы были бы рады это узнать.

Подсчитайте, сколько ответов вы выбрали под буквами «а», «б» и «в».

Результат: если у вас больше всего ответов под буквой «а», значит, свою жизнь вы строите согласно девизу «Меня не интересует то, чего я не знаю». Этим вы напоминаете страуса, который в минуту опасности зарывает голову в песок. Но не боитесь ли вы, что со временем потеряете правдивое, реальное ощущение жизни?

Если у вас больше всего ответов под буквой «б», значит, вы адекватно воспринимаете неприятные, но правдивые слова, легко справляетесь с жизненными неурядицами. Вы придерживаетесь девиза «Человек не может знать все». Не закрываете глаза перед необходимыми для жизни знаниями.

Если больше всего у вас ответов под буквой «в», значит, вы строги к самому себе и голая правда — важная составная часть вашей жизни.

Вы сами высказываете ее окружающим и от них требуете, чтобы они говорили вам правду без прикрас, не подслащенную деликатностью и осторожностью. Для вас знание — сила, невежество — слабость.

Ваша коммуникабельность

Коммуникабельность играет важную роль в таких сферах жизни, как дружба, карьера, отношения с близким человеком. При устройстве на любую престижную работу в резюме обязательно указывается, что претендент коммуникабелен. А вы коммуникабельны? Предлагается 16 вопросов, на каждый из которых надо ответить однозначно: да — 2 балла, иногда — 1 балл, нет — 0 баллов.

1. Вам предстоит ординарная деловая встреча. Выбивает ли вас из колеи ее ожидание?

2. Откладываете ли вы визит к врачу до тех пор, пока не станет уже невмоготу?

3. Вызывает ли у вас смятение и неудовольствие поручение выступить с докладом, сообщением, информацией на каком-либо совещании, собрании или подобном мероприятии?

4. Вам предлагают выехать в командировку в город или село, где вы никогда не бывали. Приложите ли вы максимум усилий, чтобы избежать этой командировки?

5. Любите ли вы делиться своими переживаниями с кем бы то ни было?

6. Раздражаетесь ли вы, когда незнакомый человек на улице обращается к вам с просьбой показать ему дорогу, назвать время, ответить на какой-либо еще вопрос?

7. Верите ли вы, что существует проблема отцов и детей и что людям разных поколений трудно понимать друг друга?

8. Постесняетесь ли вы напомнить знакомому, что он забыл отдать вам 10 рублей, которые занял несколько месяцев назад?

9. В ресторане или столовой вам подали явно недоброкачественное блюдо. Промолчите ли вы, лишь рассерженно отодвинув тарелку?

10. Оказавшись один на один с незнакомым человеком, вы вступите с ним в беседу?

11. Вас приводит в ужас любая длинная очередь, где бы она ни была — в магазине, кассе кинотеатра. Предпочтете ли вы отказаться от своего намерения, нежели встать в хвост и томиться в ожидании?

12. Боитесь ли вы участвовать в какой-либо комиссии по рассмотрению конфликтных ситуаций?

13. Есть ли у вас сугубо индивидуальные критерии оценки произведений литературы, искусства?

14. Услышав где-нибудь высказывание явно ошибочной точки зрения по хорошо известному вам вопросу, предпочитаете ли вы промолчать и не вступать в спор?

15. Вызывает ли у вас досаду чья-либо просьба разобраться в том или ином служебном вопросе или учебной теме?

16. Охотнее ли вы излагаете свою точку зрения (мнение) в письменном виде, чем в устной форме?

У вас получилось 30—32 балла. Вы явно некоммуникабельны, и это ваша беда, так как страдаете от этого больше всего вы сами. Но и близким людям также нелегко. На вас трудно положиться в деле, которое требует коллективной работы. Старайтесь стать общительнее, контролируйте себя.

25–29 баллов. Вы замкнуты, предпочитаете одиночество. Скорее всего, у вас мало друзей. Вы не любите новых знакомств и смену работы. Вы знаете эту особенность вашего характера и бываете недовольны собой. Но не ограничивайтесь, ведь вы вполне можете переломить эту особенность вашего характера. Разве не бывает, что при сильной увлеченности вы приобретаете вдруг полную коммуникабельность? Стоит лишь быть увереннее в себе, и все получится.

19–24 балла. Вы общительны и в незнакомой обстановке чувствуете себя вполне уверенно. Новые контакты вас не пугают. И все же к незнакомым людям вы относитесь с недоверием. Вы нередко бываете циничны, однако многим это даже нравится. У вас мало друзей, но это надежные и проверенные люди.

18–14 баллов. Вы любознательны, охотно слушаете интересного собеседника, достаточно терпимы в общении с другими, отстаиваете свою точку зрения без вспыльчивости. Без неприятных переживаний идете на встречу с новыми людьми. В то же время вы не любите шумных компаний, а экстравагантные выходки и чрезмерная общительность вызывают у вас раздражение.

9—13 баллов. Вы весьма общительны, порой даже сверх меры. Любопытны, разговорчивы, любите высказываться по разным вопросам, охотно знакомитесь с новыми людьми. Любите бывать в центре внимания, никому не отказываете в просьбах, хотя не всегда можете их выполнить. Однако вам недостает усидчивости, терпения и рассудительности при столкновении с серьезными проблемами.

4—8 баллов. Вы, должно быть, рубаха-парень. Общительность бьет из вас ключом, вы всегда в курсе всех дел. Любите принимать участие в спорах, хотя серьезные темы могут вызвать у вас мигрень и даже хандру. Охотно высказываетесь по любому вопросу, даже если имеете о нем поверхностное представление. Беретесь за любое дело, хотя не всегда можете успешно довести его до конца. По это самой причине руководители и коллеги относятся к вам с некоторой опаской, сомневаются в вас. Задумайтесь над этим.

3—0 баллов. Ваша коммуникабельность носит болезненный характер. Вы говорливы, многословны, вмешиваетесь в дела, которые не имеют к вам никакого отношения. Не стоит судить о проблемах, в которых вы совершенно некомпетентны. Вольно или невольно вы часто бываете причиной разных конфликтов в своем окружении из-за вспыльчивости, обидчивости, необъективности. Прежде всего воспитайте в себе терпеливость и сдержанность, уважительное отношение к людям.

Головоломки для умников и умниц

Головоломки — одни из самых интересных игр, требующие проявления находчивости, смекалки, оригинальности мышления и умения критически оценить условия или постановку вопроса. Вы можете играть в одиночестве или устроить веселые соревнования с друзьями.

Головоломки с цифрами

Сумма цифр

В эту игру следует играть вдвоем. Игра довольно сложная, но, если придерживаться правильной тактики, можно без труда одержать победу над соперником.

Условие

Для игры вам следует выбрать многозначное число, например 999, вычислить сумму его цифр (27), а затем уже приступить к соревнованию.

Первый игрок называет число от 27 до 999 (27 называть можно, 999 — нельзя). У выбранного числа следует вычислить сумму цифр, после чего второй игрок должен назвать число, которое меньше названного, но не меньше суммы его цифр и т. д. Проигрывает тот, кто не может назвать следующее число.

Чтобы выиграть, нужно выбрать правильную стратегию, поскольку ход игры зависит от первоначального хода.

Подсказка

Попробуйте решить задачу с конца. Для этого рассмотрите текущее число (первоначальное или только что названное соперником), на которое нужно назвать свое число.

Однозначные числа всегда проигрышны, поскольку нельзя сделать ход по правилам. А вот числа от 10 до 18 — выигрышны, так как можно назвать однозначное число. Проигрышным является и число 19, поскольку приходится называть число от 10 до 18, и соперник выигрывает.

Решение

Рассмотрим текущее число (первоначальное или только что названное соперником), на которое нужно назвать свое число.

Как уже отмечалось выше, однозначные числа являются проигрышными, поскольку нельзя сделать ход по правилам, а числа от 10 до 18 выигрышны, так как можно назвать однозначное число. Число 19 тоже проигрышное.

Выигрышными являются числа от 20 до 298 (можно назвать число 19), а число 299 проигрышное (наименьшее число, имеющее сумму цифр 19 + 1, — это 20. Следующим проигрышным числом является то, что определяется как наименьшее, имеющее сумму цифр 299 + 1, то есть 300.

Учитывая все отмеченное выше, чтобы выиграть, нужно назвать числа 299, 19 или 9. В этом случае соперник не выиграет.

Суперкрестики-нолики

Вы знаете простую игру в крестики-нолики? Если да, то вы без труда освоите и ее усложненный вариант. Прежде чем начать игру, вам следует начертить на листке бумаги в клетку поле 5 х 5.

На игровом поле игроки ставят по очереди в любую клетку крестик или нолик. Тот, кому удалось поставить три одинаковых знака в ряд (по горизонтали, вертикали или диагонали), побеждает. Если это не удалось никому из игроков, игра считается сыгранной в ничью.

Подсказка: выигрышная стратегия — соблюдать симметрию.

Бесконечная игра

Это достаточно сложная игра, больше подходящая для проведения математических олимпиад. Однако, если вы обладаете незаурядными математическими способностями и можете найти достойного соперника, вы интересно и с пользой проведете время.

Условие

Игроки ходят по очереди. Один называет два числа, являющиеся концами отрезка. Соперник называет два других числа, являющиеся концами отрезка, вложенного в предыдущий. Игра может продолжаться бесконечно долго.

Подсказка: каждым своим ходом второй игрок может избежать того, чтобы определенные рациональные числа попали в пересечение всех отрезков.

Первый игрок стремится, чтобы в пересечении всех названных отрезков было хотя бы одно рациональное число, а противник старается ему помешать.

Решение

Чтобы выиграть в эту игру, следует соблюдать правильную стратегию. Первым своим ходом необходимо выбрать такой отрезок, чтобы в нем не было ни одной целой точки вида $g/2$, где g — целое число. Соблюдая такую стратегию, на n-ом ходу следует выбрать такой отрезок, чтобы в нем не было ни одной точки вида g/n, где g — целое число. При любой игре соперника вы можете выбирать отрезки согласно изложенным выше правилам.

А теперь попробуем доказать, что в пересечении всех названных отрезков не может быть ни одного рационального числа. Итак, пусть рациональное число s/d (для некоторого целого числа s и натурального числа d) лежит в пересечении всех отрезков. Но это противоречит тому, что игрок на d-ом ходу назвал отрезок, не содержащий рациональных чисел, представленных в виде дроби со знаменателем d.

Синие и зеленые точки

Эта игра довольно сложная. В нее следует играть вдвоем. Для игры потребуется лист бумаги, а также ручки с синим и зеленым стержнями.

Игроки ходят по очереди. Первый ставит на листе бумаги зеленую точку, второй ставит на свободные места 10 синих точек. После этого первый игрок опять ставит на свободное место зеленую точку, второй ставит на свободные места 10 синих точек и т. д.

Первый игрок считается победителем, если 3 зеленые точки образуют правильный треугольник. Если второй ему помешает, то, соответственно, выигрывает он.

Подсказка: первому игроку следует ставить до определенного момента точки на одной прямой.

Предположим, первый игрок ставит точки на одной прямой, заботясь только о том, чтобы не попасть в уже поставленную точку (это всегда возможно, поскольку на прямой бесконечно много точек). Если уже поставлено s зеленых точек на прямой, прибавление еще одной точки на этой прямой только увеличивает количество мест, на которые можно поставить зеленую точку так, чтобы с уже поставленными она образовала правильный треугольник.

Итак, число мест, куда можно поставить точку, чтобы получился правильный треугольник, после постановки $(s + 1)$-й зеленой точки равно сумме арифметической прогрессии $2 + 4 + 6 + ... + 2s = s(s + 1)$. Число синих точек после этого хода станет равным $10(s + 1)$, что при $s > 10$ уже меньше, чем число возможных мест для зеленой точки, создающей правильный треугольник. Учитывая все сказанное выше, можно сделать вывод, что у первого игрока всегда есть возможность после 10-го хода одержать победу.

Угадывание чисел

Это очень сложная головоломка, в которую следует играть вдвоем. При этом соперники должны обладать математическими способностями и определенными знаниями.

Условие

Один из игроков задумывает 10 натуральных чисел: s_1, s_2, s_3, ..., s_{10}. Соперник старается угадать их, задавая определенные вопросы. Разрешается задавать вопросы следующего типа: чему равна сумма $b_1 s_1 + b_2 s_2 + ... + b_{10} s_{10}$, где b_1, b_2, ..., b_{10} — некоторые натуральные числа? При этом угадать задуманные числа следует не более, чем за 5 вопросов.

Решение

Выяснить, какие числа загадал соперник, вы можете всего за два вопроса. За первый вопрос следует узнать значение выражения $s_1 + s_2 + s_3 + ... + s_{10}$. Предположим, что оно равно m. Возьмем достаточно большое число n, такое, что $10n > m$. Задав второй вопрос, нужно узнать

Подсказка: первым вопросом следует узнать, что все числа s_1, s_2, s_3, ..., s_{10} меньше некоторой константы.

значение выражения $s_1 + 10ns_2 + 102ns3 + ... + 109ns10$.

Если значение этого выражения равно r, то в дссятичной записи числа r справа налево будут идти группы из n-цифр, дающие десятичные записи чисел s_1, s_2, s_3, ..., s_{10}, возможно с несколькими нулями впереди (поскольку s_1, s_2, s_3, ..., $s_{10} < 10n$, при сложении чисел s_1, $10ns_2$, $102ns3$, ..., $109ns10$ в столбик переносов не возникает).

Вычеркивание чисел

В эту игру следует играть вдвоем. Как и в предыдущей игре, соперникам нужны определенные знания математики.

Условие

Игроки по очереди вычеркивают 9 чисел (по своему выбору) из последовательности 1, 2, ...,100, 101. После одиннадцати таких вычеркиваний останутся 2 числа. Первому игроку присуждается столько очков, какова разница между этими оставшимися числами.

> Подсказка: первым ходом нужно вычеркнуть числа из середины.

Решение

Первым ходом вам следует вычеркнуть 9 чисел от 47 до 55. Остальные числа разбиваются на пары: 1 — 56, 2 — 57, ..., 46 — 101. После каждого хода соперника, вам нужно вычеркнуть числа таким образом, чтобы в каждой паре было вычеркнуто или оба числа, или ни одного.

Таким образом, в конце останется пара чисел, разность которых равна 55. Это самое большое количество очков, которое можно получить в этой игре.

Простые игры-головоломки

В такие игры могут играть даже дети. Тем не менее они интересны и взрослым. Для большинства таких игр вам потребуются листы бумаги и ручки.

Собаки и кошки

В эту игру следует играть вдвоем. Первый игрок задумывает любое четырехзначное число, содержащие разные цифры. Соперник старается угадать это число.

При каждом ходе отгадывающий называет четырехзначное число с разными цифрами. Если цифра из названного числа присутствует в отгадываемом числе, такая ситуация называется «собака». Если же цифра из названного числа есть в отгадываемом числе и стоит на том же самом месте, такая ситуация называется «кошка».

Предположим, первый игрок задумал число 5732, а его соперник назвал число 3798. Первый игрок должен сказать противнику: «Одна кошка и одна собака». Второй в свою очередь запоминает это или записывает на листке бумаги.

Свое число задумывает каждый из игроков. Они ходят по очереди. Выигрывает тот, кто раньше отгадает число соперника.

Морской бой

Цель этой игры — уничтожить объекты (корабли) противника. Играют в «морской бой» вдвоем. Каждому из игроков следует начертить по два квадратных поля размером 10 x 10 клеток и нарисовать на одном из них корабли (рис. 1).

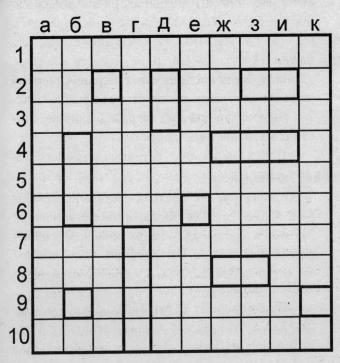

Рис. 1.

Вооруженные силы каждого игрока должны содержать следующие объекты:

— четыре однопалубных корабля (1 клетка);
— два двухпалубных корабля (2 клетки);
— два трехпалубных корабля (3 клетки);
— один четырехпалубный корабль (4 клетки).

Корабли нельзя располагать вплотную друг к другу, то есть между двумя соседними объектами должна быть как минимум одна свободная клетка.

Вы выбираете клетку, называете ее координаты и «стреляете» в этот квадрат. Если вы потопили корабль противника, последний должен сказать: «Убил». Если вы ранили корабль (то есть попали в объект, имеющий больше чем одну палубу), то соперник должен сказать: «Ранил». В случае попадания в корабль соперника вы получаете дополнительный ход.

Игра заканчивается, когда один из ее участников теряет все корабли.

Морской бой по-английски

В эту игру, как и в традиционный морской бой, играют вдвоем. Каждому игроку сначала нужно начертить два квадратных поля размером 10 x 10 клеток и нарисовать такое же количество кораблей, как и в предыдущей игре.

После этого один из игроков называет сразу несколько (от 3 до 10, по уговору) координат клеток на поле противника. Последний сообщает нападающему, сколько попаданий произошло, однако не указывает, на каких делениях находятся убитые или раненые корабли, а затем сам делает ход. С каждым ходом соперников уменьшается количество уцелевших кораблей.

Победа присуждается самому меткому игроку.

Морской бой по-американски

Каждый игрок чертит два игровых поля размером 22 x 14 клеток, после чего делят их пополам — на море и сушу. На море располагаются такие же объекты, как и в традиционном морском бое, а на суше игроки рисуют четыре танка (по 1 клетке) и четыре самолета (по 4 клетки).

> Самолеты следует рисовать в виде буквы «Т».

Игру проводят по тем же правилам, что и традиционный морской бой.

Бой канонерок

Это еще один из вариантов «Морского боя». Каждый из игроков чертит два поля размером 10 x 10 клеток и, как в традиционной игре, рисует на одном из них боевые единицы — корабли, которые состоят из одной клетки.

Игра проводится по правилам обычного морского боя.

Летучий голландец

В этой игре, в отличие от традиционного морского боя, фигурирует только один многопалубный (8 клеток) корабль.

Игроки рисуют по два игровых поля размером 20 x 20 клеток. Корабль должен занимать несколько клеток по горизонтали, вертикали и диагонали. Противники ходят по очереди. Если кто-нибудь из них попадает в палубу корабля соперника, последний имеет право передвинуть своего «летучего голландца» на любое другое свободное место своего игрового поля. При этом корабль теряет затонувшую палубу, но его контур остается прежним.

Виселица

Это популярная игра-головоломка, созданная специально для двух игроков. Для нее вам понадобятся чистый лист бумаги и ручка (карандаш).

Один из игроков задумывает слово. При этом он должен быть уверен, что его соперник знает это слово и знаком с его правильным написанием. На листке бумаги он пишет первую и последнюю букву этого слова, а вместо остальных букв ставит звездочки или точки. Например, г*******а (гильотина).

Соперник называет любую букву, которая, по его мнению, входит в состав этого слова. Если такая буква в слове есть, другой игрок вписывает ее вместо звездочки (если таких букв две, три и более, он вписывает их все). Если буква отсутствует в этом слове, он рисует первую деталь виселицы. Противник продолжает называть буквы до тех пор, пока не отгадает все слово. За каждый неправильный ответ первый игрок рисует по очереди все детали виселицы, а затем части туловища повешенного.

Если туловище нарисовано раньше, чем противник угадывает слово, первый игрок побеждает. Если его соперник отгадывает слово правильно до того, как детали виселицы и туловище нарисовано полностью, побеждает он, и тогда наступает его очередь задумывать слово.

Коридорчики

Для этой игры вам понадобятся лист бумаги в клетку прямоугольной или квадратной формы. Игроки по очереди проводят вертикальные или горизонтальные линии в одну клетку.

Тот, кому удалось замкнуть линиями клетку, ставит в ней крестик (нолик) и получает еще один ход. Когда все клетки окажутся занятыми, подсчитывают, кто из игроков захватил больше клеток.

Головоломки со взвешиванием

В такие игры вы можете играть как в одиночестве, так и в компании друзей, предложив им решить одну из головоломок за определенное время. Выигрывает тот, кто первым правильно решит задачу.

Фальшивые монеты

Условие

На столе лежит десять пронумерованных коробочек. В каждой из них лежит по десять монет.

В одной из коробочек находятся фальшивые монеты.

Настоящая монета весит 10 г, а поддельная — 9. В помощь даны весы со шкалой в граммах.

Как определить, в какой коробочке находятся фальшивые монеты, используя весы только для одного взвешивания? Весы могут взвешивать не более 750 г.

Ответ

Возьмем из первой коробочки одну монету, из второй две, из третьей три и т. д. Всего получается 55 монет, общий вес которых должен быть 550 г. Но так как среди них есть фальшивые, то показанный весами вес будет отличаться от 550 г на номер коробочки с фальшивыми монетами.

Другими словами, если весы покажут 544 г, то фальшивые монеты в шестой коробочке: 550 — 544 = 6.

Существует и второй способ решения этой головоломки. Можно взять монеты только из девяти коробочек. Если общий вес будет 450 г, значит фальшивые монеты в десятой коробочке. Остальное аналогично первому решению.

Граф, графиня и их дочь находятся в темнице высокой башни. Они весят 80, 42 и 36 кг соответственно. Еду им поднимали в двух больших корзинах, прикрепленных к концам длинной и прочной веревки, которая была перекинута через балку, вбитую под самой крышей.

Однажды получилось так, что, когда одна корзина находилась на земле, другая была на уровне окна в камере пленников. Эти корзины стали единственной надеждой на спасение. Разумеется, когда одна корзина становилась тяжелее другой, она опускалась. Но если разница в весе превышает 6 кг, корзина опускалась вниз. Единственное, что может помочь пленникам бежать из замка, это находящееся в их камере пушечное ядро весом 30 кг.

Попробуйте, используя пушечное ядро как противовес, помочь пленникам очутиться на свободе.

Сначала спускается дочь, используя пушечное ядро в качестве противовеса. Достигнув земли, она не вылезает из корзины. Графиня занимает место ядра и спускается вниз, используя дочь в качестве противовеса.

Затем дочь поднимается вверх и вместе с графом кладет в корзину ядро. В опустившуюся корзину вместе с ядром садится графиня, что позволяет графу опуститься на землю. Когда он оказывается внизу, графиня с ядром поднимается наверх, она вылезает, а корзина с ядром опускается вниз.

В пустую корзину наверху садится дочь и спускается на землю. Графиня вытаскивает ядро из поднявшейся корзины и спускается вниз, используя дочь как противовес. Дочь кладет в пустую корзину ядро, а сама садится в поднявшуюся корзину и спускается, используя ядро в качестве противовеса.

Кофе в коробках

Условие

Как развесить 20 кг кофе в 10 коробок по 2 кг в каждой за девять взвешиваний, имея только гири весом по 5 и 9 кг и используя большие весы с двумя чашами?

Ответ

На одну чашу весов следует положить гирю весом 5 кг, на другую — гирю весом 9 кг. После этого нужно уравновесить весы, насыпав 4 кг кофе в чашу с гирей 5 кг.

Затем необходимо убрать гири с чаш весов, оставить 4 кг кофе в одной чаше и уравновесит весы, насыпав во вторую чашу еще 4 кг кофе.

После этого следует отвесить еще 4 кг кофе, а затем еще 4 кг и еще 4 кг.

Таким образом, после четырех взвешиваний в остатке будет тоже 4 кг кофе. Их нужно разделить пополам, уравновесив чаши весов.

Серебро и медь

Имеется 100 серебряных монет разных размеров и 101 медная монеты также разных размеров. Если у одной монеты размер больше, чем у другой, то она весит больше, но это верно только для монет, изготовленных из одного и того же металла.

Все монеты можно легко упорядочить по размерам на глаз. Разумеется, отличить серебро от меди тоже можно.

Как за восемь взвешиваний определить, какая монета из всех занимает по весу 101-е место?

Решая головоломку, следует помнить, что все монеты различаются не только по размеру, но и по весу.

Сначала все монеты следует выложить в два ряда в порядке возрастания размера: медные отдельно, серебряные отдельно. Пусть первая по счету в каждом ряду монета самая большая и тяжелая. Среднюю по весу монету можно найти, одну за другой взвешивая средние монеты каждого ряда.

Сначала нужно взвесить 51-ю медную монету и 50-ю серебряную. Если первая тяжелее, то искомая монета находится среди 52—101-й медной и 51—100-й серебряной, то есть 51 + 50 монет. Остальные монеты можно отложить.

После этого следует снова взвесить средние монеты.

Поскольку число вариантов растет в геометрической прогрессии, мы рассмотрим только итоги. Из 51 + 50 монет нужно выбрать и сравнить 25-ю и 26-ю монеты. Остается 26 + 25 монет.

Затем необходимо взвесить 13-ю монету каждого ряда. Остается 13 + 13 или 13 + 12 монет. Далее мы рассмотрим только случай 13 + 13 и 13 + 12 аналогично.

После этого надо взвесить 7-ю монету каждого ряда. Остается 7 + 7 монет. Затем — 4-ю и 3-ю монеты каждого ряда. Остается 4 + 3 монеты.

Предположим, что остались медные монеты A, B, C, D и серебряные X, Y, Z (все в порядке возрастания).

Следует взвесить монеты B и Y. Если B > Y, то средняя по весу монета — это одна из C, D, X, Y, если нет, то это одна из A, B, Z.

В первом случае нужно взвесить монеты C и Y. Какая из них больше, та и искомая. Если же C > X, следует взвесить монеты D и X: какая из них больше, та и искомая.

Пиво на троих

Условие

Три человека купили сосуд, полностью заполненный 24 л пива. Потом они приобрели три пустых сосуда объемом 5, 11 и 13 л. Как им поделить пиво на равные части за пять переливаний, используя только эти четыре сосуда?

Ответ

Как видно из условия, сосуды могут содержать 24, 13, 11 и 5 л пива. Их начальное состояние: 24, 0, 0 и 0 л пива.
Решение:
1-е переливание — 8, 0, 11, 5;
2-е перливание — 8, 11, 0, 5;
3-е переливание — 8, 13, 3, 0;
4-е переливание — 8, 8, 3, 5;
5-е переливание — 8, 8, 8, 0.

Вино на двоих

Два человека купили 8 ведер вина, налитого в большой бочонок. У них имеется еще два пустых бочонка, вместимостью 5 ведер и 3 ведра. Как им разделить вино поровну, пользуясь только этими тремя бочонками?

Ответ

Как видно из условия, имеется три бочонка вместимостью 8, 5 и 3 ведра. Их начальное состояние: 8, 0 и 0 л вина. Разделить вино можно двумя способами.

Способ 1-й:

1-е переливание — 3, 5, 0;

2-е переливание — 3, 2, 3;

3-е переливание — 6, 2, 0;

4-е переливание — 6, 0, 2;

5-е переливание — 1, 5, 2;

6-е переливание — 1, 4, 3;

7-е переливание — 4, 4, 0.

Способ 2-й:

1-е переливание — 5, 0, 3;

2-е переливание — 5, 3, 0;

3-е переливание — 2, 3, 3;

4-е переливание — 2, 5, 1;

5-е переливание — 7, 0, 1;

6-е переливание — 7, 1, 0;

7-е переливание — 4, 1, 3;

8-е переливание — 4, 4, 0.

Три литра компота

Условие

Имеются трехлитровая банка компота и две пустые банки: одна — литровая, другая — двухлитровая. Как разлить компот так, чтобы во всех трех банках было по одному литру?

Ответ

Способ 1-й: наполнить литровую банку, вылить ее содержимое в двухлитровую банку, наполнить литровую банку из трехлитровой банки.

Способ 2-й: наполнить двухлитровую банку, наполнить из нее литровую банку.

Разрезание

Это очень интересные геометрические головоломки, которые интересны и детям, и взрослым. Их можно разгадывать как в одиночку, так и в компании.

Квадрат из креста

Условие

Разрежьте крест (рис. 2) на четыре равные части и сложите из них квадрат. При этом высота и ширина квадрата должны быть такими же, как высота и ширина креста.

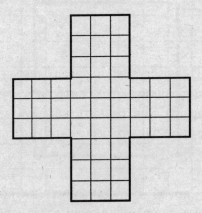

Рис. 2.

Ответ

Сначала следует разрезать крест так, как показано на рисунке 3, а затем из полученных

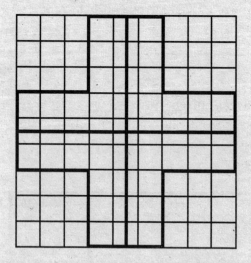

Рис. 3.

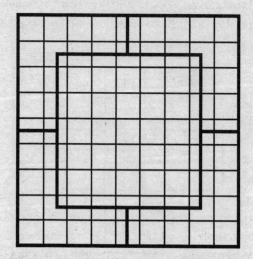

Рис. 4.

частей, «вывернув их наизнанку», сложить квадрат, который будет иметь отверстие в середине (рис. 4).

Доска с отверстием

Условие

Распилите квадратную доску с отверстием у одного из углов (рис. 5) на минимальное количество кусков так, чтобы, сложив их заново, получилась точно такая же доска, но с отверстием, расположенным в центре.

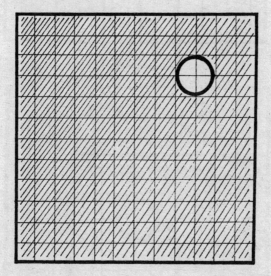

Рис. 5.

Ответ

Сначала отпилите у доски указанный на рисунке 6 фрагмент и, развернув, приставьте его к правому верхнему углу уменьшенного квадрата.

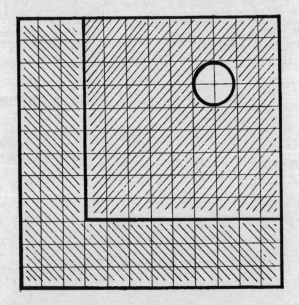

Рис. 6.

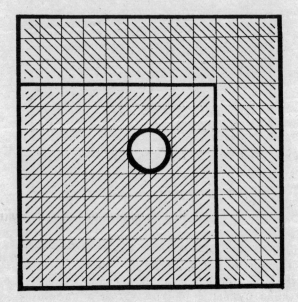

Рис. 7.

В результате получится доска исходного размера, но с отверстием в центре (рис. 7).

Таким образом доску можно распилить только на две части.

Восемь частей

Условие

Разделите фигуру, приведенную на рисунке 8, на восемь одинаковых частей.

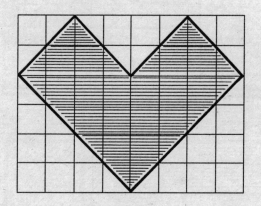

Рис. 8.

Ответ

Разделить исходную фигуру на восемь одинаковых частей можно так, как показано на рисунке 9.

Как получить квадрат из буквы Z

Условие

Разрежьте приведенную на рисунке 10 фигуру в виде буквы Z на три части и сложи-

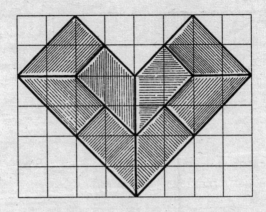

Рис. 9.

те из них квадрат. Решите головоломку двумя способами.

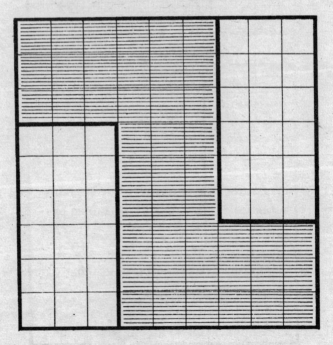

Рис. 10.

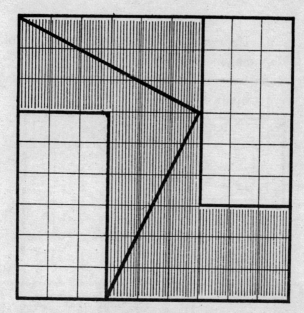

Рис. 11.

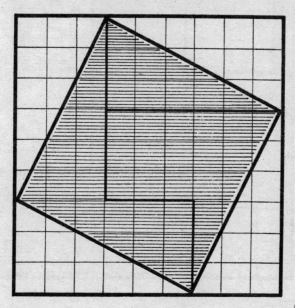

Рис. 12.

Ответ

Первый способ деления фигуры показан на рисунках 11 и 12.

Второй способ деления фигуры показан на рисунках 13 и 14.

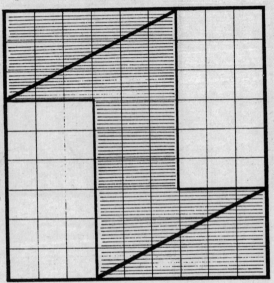

Рис. 13.

Трапеция

Условие

Разрежьте трапецию (рис. 15) на четыре равные и одинаковые по форме части, не повторяющие исходную форму.

Ответ

Разрезать трапецию на четыре части можно так, как показано на рисунке 16.

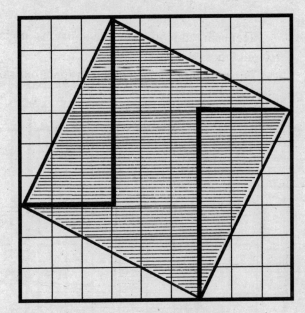

Рис. 14.

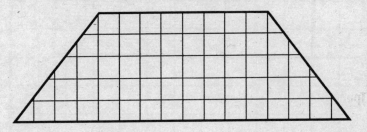

Рис. 15.

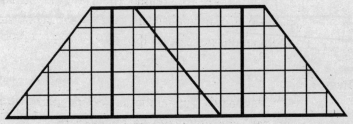

Рис. 16.

Квадрат

Условие

На рисунке 17 представлен квадрат 13 x 13 клеток, состоящий из 169 квадратиков.

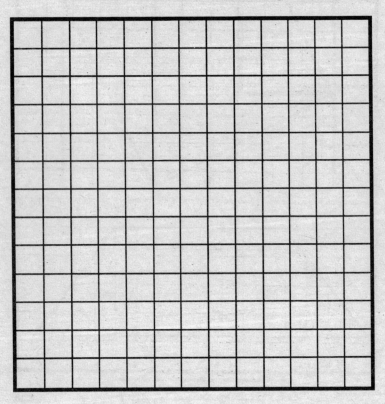

Рис. 17.

Попробуйте разделить этот большой квадрат на квадраты меньшего размера. При этом линии должны проходить по границам маленьких квадратов.

Ответ

Разделить большой квадрат можно на одиннадцать меньших квадратов так, как показано на рисунке 18.

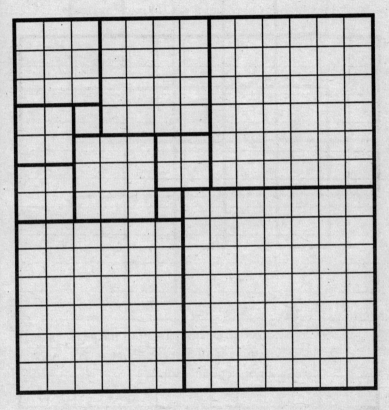

Рис. 18.

Пять из двадцати пяти

Условие

Заштрихуйте пять квадратов из двадцати пяти на приведенной на рисунке 19 фигуре так,

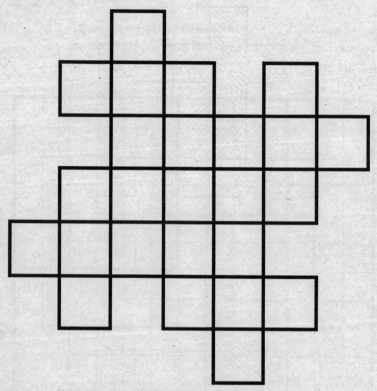

Рис. 19.

чтобы поделить изображение на пять равных частей одинаковой формы. Решите эту головоломку двумя способами.

Ответ

Первый способ. На рисунке 20 пять заштрихованных клеток образуют крест, а сама фигура делится еще на четыре таких же креста.

Второй способ. На рисунке 21 заштрихованные клетки делят фигуру на пять частей по четыре клетки в каждой.

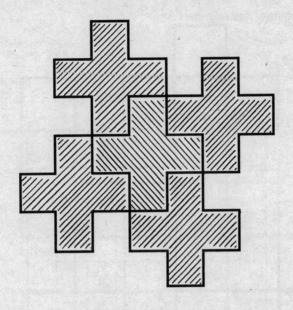

Рис. 20.

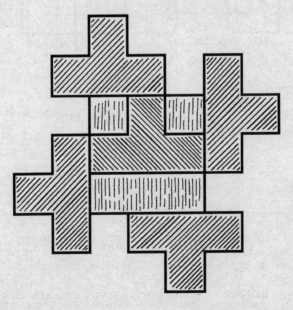

Рис.21.

Завещание помещика

Условие

Помещик завещал принадлежавшие ему 400 га земли и пять домов (рис. 22) своим пятерым сыновьям.

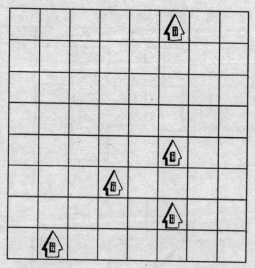

Рис. 22.

По завещанию земля делилась следующим образом:

— старшему сыну — 200 га;

— второму сыну — 100 га;

— третьему сыну — 50 га;

— четвертому сыну — 25 га;

— младшему сыну — 25 га.

В условии завещения говорилось, что все наделы земли должны иметь одинаковую форму и на каждом из них должен стоять дом. Помогите сыновьям выполнить волю отца.

Старшему сыну — половину всего участка. Второму — половину от оставшегося. Третьему — половину от оставшегося. Чствертому и младшему — по половине от оставшегося. Таким образом, каждый из сыновей получает участок треугольной формы (рис. 23).

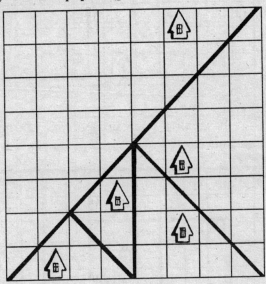

Рис. 23.

Деление поля

Разделите поле (рис. 24) размером 12 х 8 квадратов семью прямыми линиями на восемь участков, имеющих одинаковую площадь, так, чтобы на каждом из участков оказалось по два дерева.

При этом линии следует проводить только по границам маленьких квадратов.

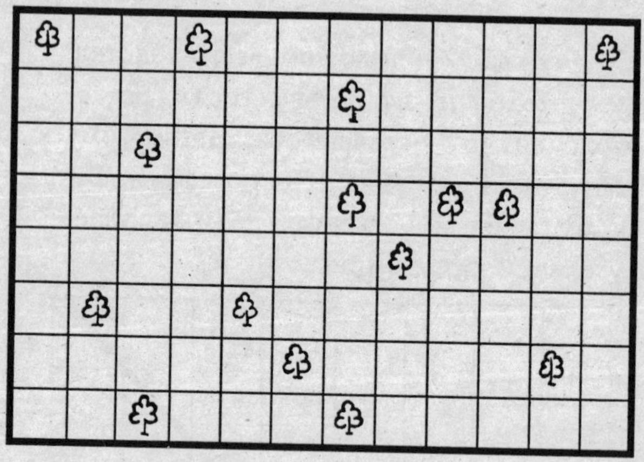

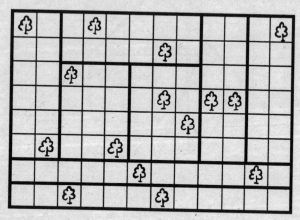

Рис. 24.

Ответ

Разделить поле можно так, как показано на рисунке 25.

Рис. 25.

Окружность

Условие

На какое максимальное количество частей можно разрезать окружность (рис. 26) четырь-

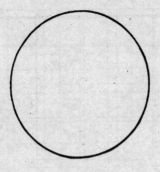

Рис. 26.

мя разрезами? При этом перекладывать части после разрезания нельзя.

Ответ

Окружность можно разрезать на одиннадцать частей так, как показано на рисунке 27.

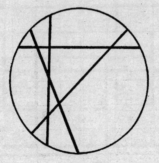

Рис. 27.

Дачники

Условие

Попробуйте разделить поровну земельный участок (рис. 28), не нарушая при этом указанных границ и не трогая дачников так, чтобы все они получили земельные наделы одинакавой формы.

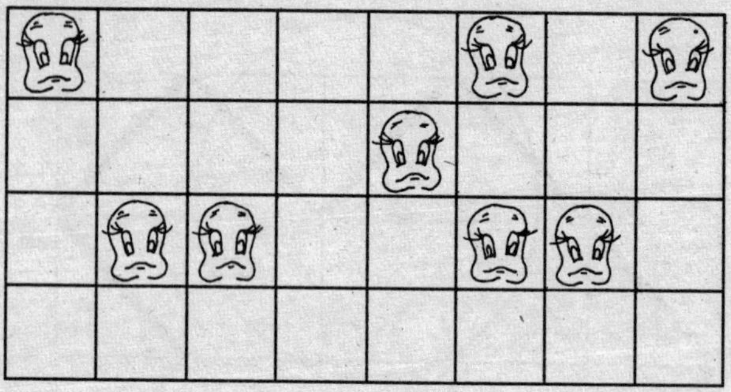

Рис. 28.

Ответ

Разделить земельный участок между дачниками можно так, как показано на рисунке 29.

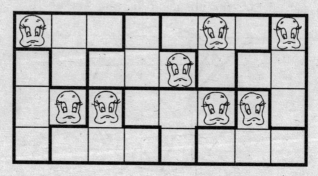

Рис. 29.

Многоугольник

Условие

Разделите многоугольник, изображенный на рисунке 30, на две равные меньшие фигуры одинаковой формы.

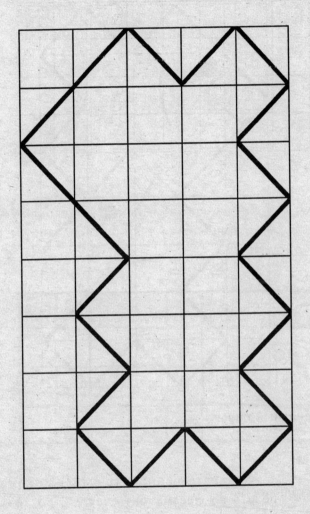

Рис. 30.
Ответ

Разделить многоугольник на две фигуры одинаковой формы можно так, как показано на рисунке 31.

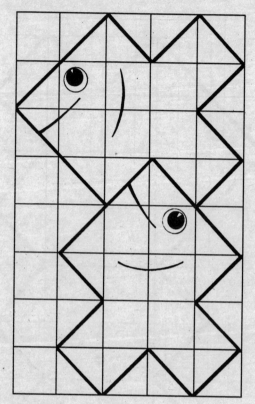

Рис. 31.

Праздничный пирог

Условие

Квадратный пирог (рис. 32) хотели разрезать на шестнадцать частей, но хозяйка решила разрезать его на шесть квадратных кусков — пять одинаковых и один большой.

Можно ли разрезать пирог таким образом?

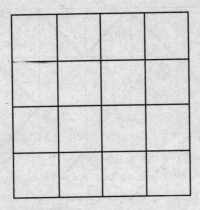

Рис. 32.

Ответ

Разрезать пирог на шесть кусков можно так, как показано на рисунке 33.

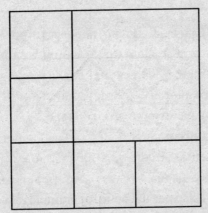

Рис. 33.

Задачки для математических викторин

Эти игры-задачи больше всего подходят для математических олимпиад, однако вы можете предложить решить их своим друзьям или коллегам, устроив что-то наподобие занимательной викторины.

Ванна

Условие

Ванна заполняется холодной водой за 6 минут 40 секунд, горячей — за 8 минут. Если из полной ванны вынуть пробку, вода вытечет за 13 минут 20 секунд. Сколько времени нужно, чтобы наполнить ванну полностью, при условии, что открыты оба крана, но ванна не заткнута пробкой?

Ответ

Сначала нужно перевести время в секунды: чтобы наполнить ванну холодной водой требуется 400 секунд, значит, за одну секунду наполняется $^1/_{400}$ часть ванны.

Аналогично для горячей воды. За одну секунду наполняется $^1/_{480}$ часть ванны.

Аналогично для спуска воды. За одну секунду выливается $^1/_{800}$ часть ванны.

Примем за общий знаменатель 4800 и запишем уравнение: $^{12}/_{4800} + ^{10}/_{4800} - ^6/_{4800} = ^{16}/_{4800} = ^1/_{300}$

Полученная величина равна количеству воды, наливающейся в ванну каждую секунду. Таким образом, потребуется 5 минут, чтобы наполнить ванну полностью.

Щука

Условие

Рыболов поймал щуку, у которой голова была длиной 6 см, хвост размером с голову и половину тушки, а тушка размером с половину длины рыбы с головы до хвоста. Сколько сантиметров щука была в длину?

Ответ

Голова 6 см, тушка 24 см, хвост 18 см. Длина щуки с головы до хвоста равна 48 см.

Диалог о детях

Условие

— Сколько детей у твоей сестры?

— Трое.

— И сколько им лет?

— Если перемножить все три возраста, то получится 36.

— Этой информации недостаточно.

— В сумме их возраст равен номеру моего дома, и ты его знаешь.

— Все равно сведений мало.

— Самый старший ребенок любит играть в теннис.

— Отлично, теперь я смогу назвать возраст каждого из детей.

Какого возраста дети?

Ответ

Существует восемь комбинаций, когда произведение трех чисел дает 36: 3 x 3 x 4, 1 x 1 x 36, 12 x 3 x 1, 2 x 2 x 9, 6 x 3 x 2, 6 x 6 x 1, 9 x 4 x 1, 18 x 2 x 1. После подсказки о том, что сумма возрастов равна номеру дома, а он известен, информации все равно недостаточно, следовательно такую сумму дают как минимум две комбинации из всех возможных.

Единственным числом, которому в сумме равны две комбинации чисел, является 13 (6 + 6 + 1 и 2 + 2 + 9). Последняя подсказка исключает первый вариант, значит возраст детей 2, 2 и 9 лет.

Пешеходы и оса

Условие

Два города А и В находятся на расстоянии 30 км друг от друга. Из этих городов одновременно выходят друг другу навстречу два пешехода и двигаются, не останавливаясь, каждый со скоростью 5 км/ч. Но вместе с первым пешеходом из города А вылетает оса, пролетающая в час 10 км.

Она опережает первого пешехода и летит навстречу второму, вышедшему из города В. Встретив его, она сразу поворачивает назад к пешеходу, двигающемуся из города А. Повстречав его, оса снова летит обратно навстречу второму пешеходу. Она продолжала свои полеты вперед и назад до тех пор, пока пешеходы не встретились. Тогда она успокоилась и села на дерево. Сколько километров пролетела оса?

Оса, не останавливаясь, летела ровно 3 часа, а значит она пролетела 30 км.

Многодетная семья

Сколько детей в многодетной семье, если известно, что у каждого сына сестер столько же, сколько и братьев, а у каждой дочери братьев вдвое больше, чем сестер? Сколько братьев и сестер в многодетной семье?

В многодетной семье 7 детей: 4 сына и 3 дочери.

День рождения Ивана

Этому парню по имени Иван не позавидуешь. Вот уже много лет подряд его дед Никита мучает его одним и тем же фокусом. Как только наступает день рождения внука старый скупердяй предлагает ему следующее: дав Ивану десять одно-

Сгибать, надрывать, сминать и складывать купюры пополам Ивану не разрешается.

долларовых купюр и десять стодолларовых, он просит разложить их в две одинаковые коробочки. После этого дед завязывает внуку глаза и несколько раз передвигает коробочки по столу — так, чтобы Иван не догадался, где какая. Если внук кладет стодолларовые купюры сверху, вредный старик еще и перемешивает их в коробочке. Затем дед позволяет Ивану вытащить единственную купюру, которая, чаще всего оказывается однодолларовой.

Каким образом Иван может увеличить свои шансы на успех и вытащить стодолларовую купюру?

Ответ

Ивану следует положить стодолларовую купюру в одну коробочку, а все остальные — в другую, после чего его шансы попасть в коробочку с заветной купюрой оцениваются как 50 на 50.

Но, если он запустит руку в коробочку с девятнадцатью купюрами, то его шансы выудить стодолларовую составят 9 из 19. Поэтому в целом вероятность того, что Иван достанет желанную купюру, можно определить так:

$$\frac{19}{38} + \left(\frac{1}{2} * \frac{9}{19}\right) = \frac{19}{38} + \frac{9}{38} = \frac{28}{38}$$

Это означает, что шансы Ивана вытаскивать ежегодно на свой день рождения по стодолларовой купюре равны 0,7368, или примерно 74%.

Звезды балета

Условие

Звезды балета, сестры Ирина и Елена, вовсе не собирались открывать поклонникам свой возраст. Их пресс-секретарь на вопрос репортеров о возрасте сестер сказал следующее: «Если сложить возраст обеих сестер, в сумме получится 44. Сейчас Ирине вдвое больше, чем было Елене, когда Ирине было наполовину столько же, сколько будет Елене, когда она станет вдвое старше, чем была Ирина тогда, когда ей было в три раза больше, чем тогда Елене».

Сколько лет сестрам?

Ответ

Чтобы ответить на этот вопрос, следует начать решение задачи с конца. Когда Елене было 5,5 лет, Ирине было 16,5 лет, когда Елене будет в три раза столько же, то есть 49,5 лет, то, разделив это число пополам, получим 24 и $^3/_4$. Когда Ирине было столько лет, Елене было 13 и $^3/_4$ лет. Следовательно, возраст Ирины в два раза больше, то есть 27,5 лет. Теперь нетрудно узнать возраст другой сестры: 44 — 27,5 = 16,5.

Максимальная сумма

Условие

На рисунке 34 числа 1, 18, 17 и 14 стоят в углах воображаемого квадрата и дают в сумме 50. Найдите квадрат (любого размера) с числами, стоящими в его углах, которые давали бы максимальную сумму.

1	24	18	6
22	3	20	9
14	5	17	23
16	19	11	2

Рис. 34.

Ответ

Максимальная сумма чисел, находящихся в углах квадрата равна 82 (рис. 35).

Попрыгунья-стрекоза

Условие

Попрыгунья-стрекоза $\frac{1}{2}$ каждых суток лета спала, $\frac{1}{3}$ каждых суток танцевала, $\frac{1}{6}$ часть — пела. Остальное время она решила посвятить подготовке к зиме. Сколько часов в сутки стрекоза готовилась к зиме?

		18	
22			
			23
19			

Рис. 35.

Ответ

На подготовку к зиме у стрекозы не оставалось времени.

Разбитый циферблат

Условие

Циферблат часов (рис. 36) разбился на четыре части так, что сумма римских чисел на

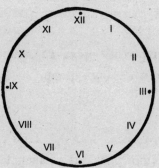

Рис. 36.

каждом куске стала равняться двадцати. Определите, как треснул циферблат.

Ответ

Ответ показан на рисунке 37.

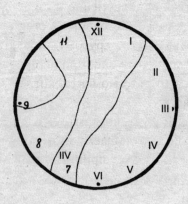

Рис. 47. Разбитый циферблат

Сумма и произведение

Условие

Назовите состоящие из одинаковых цифр числа, сумма которых равна их произведению.

При этом числа должны состоять не менее, чем из двух цифр.

Ответ

Это числа 11 и 1,1. При сложении и перемножении результат равен 12,1.

В углах квадрата со стороной 10 см находится по таракану. Если все четыре насекомых начнут двигаться одновременно и с постоянной скоростью, каждый — по одной из сторон квадрата по направлению к другому таракану (по часовой стрелке), какое расстояние преодолеет каждый из них до того момента, когда тараканы встретятся?

При этом следует помнить, что тараканы всегда ползут по кратчайшему пути к своей цели. Для точности следует принять тараканов за безразмерную точку.

В любой момент времени таракан-преследователь ползет по направлению, перпендикулярному пути преследуемого насекомого. По этой причине последнее никак не может оторваться от преследователя или приблизиться к нему. А таракану-преследователю нужно преодолеть лишь те самые 10 см, которые разделяли их в самом начале.

На столе лежит колода карт, все карты на месте. Игроки по очереди берут из колоды

Эта игра является самым простым из многочисленных вариантов древней восточной игры Ним.

произвольное количество карт, но не более трех. Выигрывает тот, кто забрал из колоды последние карты (или карту).

В одном из розыгрышей победил участник, который ходил первым, причем он был уверен в выигрыше с самого начала.

Определите, какая была колода — пикетная (32 карты), средняя (36 карт) или полная (54 карты)? Объясните свой ответ.

Ответ

Правильная стратегия — всегда оставлять в колоде число карт, кратное четырем. Игрок, который ходит первым, выигрывает в том случае, если в колоде 54 карты.

Первым ходом он берет две карты, а затем, если соперник при ходе берет n карт, всегда должен брать 4 — n.

Если в колоде 32 или 36 карт, при правильной игре соперника тот участник, который ходит первым, проигрывает.

Выборы

Условие

В государстве Заполярное имеется 999 избирательных округов с одинаковым числом избирателей в каждом. От них нужно выбрать по одному депутату. Однако в этой стране всего три партии — партия любителей водки, партия любителей пива и партия любителей безалкогольных напитков. Согласно проведенным социологическим исследованиям, симпатии населения в Заполярном распределились следующим образом:

— партия любителей водки (PLV) — 15% избирателей;

— партия любителей пива (PLP) — 30% избирателей;

— партия любителей безалкогольных напитков (PLBN) — 55% избирателей.

Если в первом туре ни один кандидат не набирает 50% голосов, во второй тур проходят двое, набравшие наибольшее число голосов. Так как сторонников партий PLV и PLP объединяет тяга к спиртному, они всегда поддерживают кандидатов друг друга во втором туре (за исключением случаев, когда оба их кандидата проходят во второй тур). Также во втором туре сторонники партии PLBN всегда голосуют за кандидата от партии PLV, если кандидат от PLBN в этом округе проиграл в первом туре.

Оцените, какое наименьшее и какое наибольшее число кандидатов от каждой партии может быть избрано в парламент государства Заполярное.

Ответ

PLV. Минимальное число кандидатов — 0. Теперь определим максимальное число кандидатов. При выборах в два тура оно будет с минимальным перевесом PLV над PLP в части округов, то есть когда PLV наберет 25% + 1 человек, PLP — 25%, а PLBN — 50% — 1 человек. Тогда во второй тур выйдут PLV и PLBN, и PLV при поддержке PLP выиграет с перевесом в 1 голос.

Поскольку PLV имеет 15% голосов, то 25% может набрать в 60% округов, то есть $0,6 \times 999 = 599,4$ округа. Получается, что PLV может победить максимум в 599 округах. В 600-м округе будет только $(0,4 \times 0,25) = 0,1 = 10\%$ избирателей, что недостаточно для прохождения во второй тур, но при достаточно большом числе избирателей в каждом округе должно хватить для обеспечения не 25%, а 25% + 1 человек, необходимых для победы в 599 округах.

PLP. Минимальное число кандидатов — 0. Как и в предыдущем случае, попробуем определить максимальное число кандидатов. В 599 округах PLP могут победить аналогично PLV, то есть, набрав в первом туре 25% + 1 голос, а PLV наберут в этих округах ровно 25% голосов. В остальных округах сторонников PLV практически не останется, зато сторонники PLP будут. Их количество от общего числа избирателей 999 округов $(0,30 - 0,25 \times {}^{599}/_{999}) = 0,14989$. Чтобы выиграть в части из оставшихся 400 округов, им необходимо набрать там 50% голосов. Это возможно в округах в количестве $(999 \times {}^{0,14989}/_{0,5}) = 299,5$.

Таким образом, PLP может победить в (599 + 299) = 898 округах, после чего останется незадействовано $(0{,}30 - 0{,}25 \times {}^{599}/_{999} - 0{,}5 \times {}^{299}/_{999})$ = 0,00045 – 0,045% избирателей. В одном округе это составило бы 0,045% × 999 = 44,9%. Но там может быть только (0,15 × 999 — 0,25 × 599) = 0,1 = 10% сторонников PLV. В таком случае в этом округе во второй тур выходят PLP и PLBN, и во втором туре PLP при поддержке PLV выигрывает. Получается, что PLP может выиграть в 899 округах.

PLBN. Случай с минимальным числом депутатов от PLBN похож на случай с максимальным числом депутатов от PLP. Другими словами, в части округов, где PLBN проигрывают, у нее 50% — 1 голос, а у PLV и PLP в сумме 50% + 1 человек.

В остальных округах у PLBN 100% голосов. При этом PLBN победит в 100 округах. Максимальное количество округов, в которых может выиграть эта партия, — 999 (например, при равномерном распределении).

Пятьдесят шесть

Условие

Получите из четырех пятерок число 56, используя математические знаки действий.

Ответ

$55 + {}^{5}/_{5} = 56.$

Страусиные яйца

Условие

Если 1,5 страуса несут 1,5 яйца в 1,5 дня, то сколько яиц снесут 6 страусов за 6 дней?

Ответ

Получается, что один страус несет $^2/_3$ яйца ежедневно, значит, 6 страусов снесут за день 4 яйца, а за 6 дней — 24 яйца.

Наследство пасечника

Условие

После смерти пасечника трем его сыновьям досталась в наследство огромная пасека. Согласно завещанию ульи были разделены между наследниками в такой пропорции: Иван получил на 20% больше, чем Петр, и на 25% больше, чем Николай. При этом Петру досталось 3600 ульев. Посчитайте, сколько досталось ульев Николаю и сколько всего ульев получили в наследство сыновья пасечника.

Ответ

Иван получил 4320 ульев, Петр — 3600, а Николай — 3456. Все наследство составило 11376 ульев.

Любители автомобилей Nissan

Условие

Федор и Валерий обсуждали достоинства новой покупки Валерия — автомобиля Nissan

Micra. «Отличное приобретение, — сказал другу Федор, — сколько же теперь у тебя автомобилей?». «Попробуй сам сосчитать, — ответил другу Валерий. — Все модели в моем гараже, кроме двух, Nissan Micra, все, кроме двух, Nissan Almera, все, кроме двух, — Nissan Primera».

Посчитайте, сколько всего автомобилей в гараже Валерия.

Ответ

В гараже Валерия всего три автомобиля: Nissan Micra, Nissan Almera и Nissan Primera.

Поставщик бананов

Условие

Иван Иванович Иванов занимается оптовой продажей бананов. В один из дней, получив заказ от заведений, с которыми он работает, он погрузил в свой грузовик 20 ящиков бананов и отвез клиентам: ресторан «Клубничка» получил на 2 ящика бананов больше, чем кафе «Лакомка»; ночной клуб «Чикаго» — на 6 ящиков меньше, чем магазин «Банановая роща», магазин «Банановая роща» на 2 ящика больше, чем ресторан «Клубничка», кафе «Лакомка» — на 2 ящика больше, чем ночной клуб «Чикаго».

Сколько ящиков бананов получило каждое заведение?

Ответ

Ресторан «Клубничка» — 6 ящиков, кафе «Лакомка» — 4 ящика, магазин «Банановая

роща» — 8 ящиков, ночной клуб «Чикаго» —
2 ящика.

Максимальное произведение

Условие

Поменяйте цифры местами так, чтобы
в результате умножения получилось максимальное произведение.

```
 123
x 45
 ———
*****
```

Ответ

```
 431
x 52
————
22412
```

Суммы

Условие

Какая сумма из приведенных примеров
окажется больше?

987654321	123456789
87654321	12345678
7654321	1234567
654321	123456

```
+   54321  +12345
    4321    1234
     321     123
      21      12
       1       1
  _____  _____
  **********  **********
```

Ответ

Оба столбца в сумме дают один результат: 1083676269.

Окна и зеркала

Условие

Две уборщицы моют 60 окон за 7 часов 20 минут. Сколько времени потребуется им, чтобы вымыть 30 зеркал. Учтите, что все окна и зеркала прямоугольной формы и одинакового размера.

Ответ

Уборщицам потребуется 1 час 50 минут: зеркала нужно мыть только с одной стороны, а окна с двух.

Владелец автосалона

Условие

Владелец автосалона продал два автомобиля: первый с прибылью в 10%, а второй с убытком в 10%. В результате этой сделки он получил 5% прибыли.

Во сколько обошелся каждый из автомобилей владельцу магазина, если его прибыль составила 1000 долларов?

Ответ

Владелец автосалона купил первый автомобиль за 15 000 долларов, а второй — за 5 000 долларов. Его прибыль в первом случае составила 1500 долларов, а во втором убытки составили 500 долларов. Таким образом, чистый доход владельца автосалона составил 1000 долларов или 5%.

Нумизмат

Условие

Нумизмат положил все свои монеты в 4 коробочки, в каждую из которых он поместил одинаковое количество монет одного достоинства. Потом он смешал монеты из 3 коробочек и поделил их на 3 части, снова сложив в коробочки, в каждой из которых оказалось по одинаковому числу монет разного достоинства.

Каким минимальным количеством монет обладал нумизмат?

Ответ

У коллекционера было не менее 60 монет каждого достоинства.

Табун лошадей

Условие

Отец оставл своим сыновьям в наследство табун лошадей. Старший сын получил 1 лошадь и $\frac{1}{7}$ часть всех остальных лошадей, второй — 2 лошади и $\frac{1}{7}$ часть всех остальных лошадей, третий — 3 лошади и $\frac{1}{7}$ всех остальных лошадей, четвертый — 4 лошади и $\frac{1}{7}$ часть всех остальных лошадей и т. д. Таким образом, табун лошадей был разделен между всеми наследниками без остатка.

Сколько у отца было сыновей и какова была численность лошадей в табуне?

Ответ

Сыновей было шесть, а лошадей в табуне — 36.

Рваная колода карт

Условие

Представьте, что некий силач разорвал колоду карт пополам, сложил в стопку две половины, снова разорвал стопку пополам и т. д.

Такая процедура была проделана 52 раза, а все полученные кусочки были сложены в стопку. Какой высоты окажется такая стопка?

Ответ

Высота стопки будет больше расстояния от Земли до Солнца.

Сделка фермеров

Условие

Один фермер предложил другому купить у него 4 коровы и 3 теленка по цене 370 долларов или 3 коровы и 4 теленка по цене 330 долларов. Сколько стоит одна корова и один теленок?

Ответ

Корова стоит 70 долларов, а теленок — 30 долларов.

Строительство котеджа

Условие

При строительстве расходы хозяина на 4 маляров и 3 каменщиков составили 37 000 рублей в неделю, а на 3 маляров и 4 каменщиков — 33 000 рублей в неделю. Сколько рублей платил хозяин каждому из мастеров в неделю?

Ответ

Каждому маляру хозяин платил 7000 рублей в неделю, а каждому каменщику — 3000 рублей в неделю.

Три собаки

Условие

Если 3 собаки могут съесть 3 больших куска мяса за 3 минуты, то за сколько минут 30 собак управятся с 30 большими кусками мяса?

Если 3 собаки могут за 3 минуты съесть 3 больших куска мяса, то каждой собаке в отдельности на один кусок мяса понадобится 3 минуты. Поэтому 30 собак управятся с 30 кусками мяса за те же 3 минуты.

Семья Сидоровых

Всем членам семьи Сидоровых сейчас 77 лет. Состав семьи таков: отец, мать, дочь и сын. Муж старше жены на 3 года, дочь старше сына на 2 года. Четыре года назад всем членам семьи вместе исполнился 61 год.

Сколько лет каждому члену семьи?

Отцу — 33 года, матери — 31 год, дочери — 7 лет, сыну — 5 лет.

Происшествие на дороге

Везла бабушка на базар корзину с яйцами, но когда она переходила дорогу, из-за угла неожиданно выехал автомобиль. От испуга старушка уронила корзину, и все яйца разбились. Водитель автомобиля оказался порядочным парнем, предложив бабушке возместить причиненный ущерб, он спросил, сколько яиц было в ее корзине. «Не знаю, сынок, — ответила автомобилисту старушка. — Разложила я яйца на две кучки поровну, осталось одно яйцо. То же самое повторилось, когда я разложила их поровну на четыре, пять и шесть кучек. И только когда я разложила яйца на семь кучек, ни одного не осталось».

Сколько яиц было в корзине у бабушки?

Ответ

301 яйцо.

Числитель и знаменатель

Условие

Может ли дробь, в которой числитель меньше знаменателя, быть равной дроби, в которой числитель больше знаменателя?

Ответ

Да. Например: $^{-3}/_6 = {}^5/_{-10}$

Букет цветов

Условие

Сколько в букете цветов, если все они гвоздики, кроме двух, все они розы, кроме двух, и все они тюльпаны, кроме двух?

Ответ

В букете 3 цветка: гвоздика, роза и тюльпан.

Представлены три ряда чисел. Используя первые два, восстановите третий ряд. Какое число нужно поставить вместо *?

4 : 6, 11, 7
3 : 8, 4, 12
* : 10, 55, 15

Вместо звездочки следует поставить число 8. Все числа перед двоеточием получаются путем суммирования трех чисел ряда и деления полученной суммы на первое число ряда. Для третьего ряда будет: (10 + 55 + 15)/10 = 8.

Скончавшись, отец семейства оставил своим родным весьма скромное наследство — 7999,68 долларов.

Эти деньги согласно завещанию нужно было разделить между его вдовой, 5 сыновьями и 4 дочерями. Он хотел, чтобы каждый сын получил в 3 раза больше того, что должна получить каждая дочь, и чтобы каждая дочь получила в 2 раза больше, чем их мать.

Сколько денег должна получить вдова умершего?

Ответ

Вдова должна получить 205,12 долларов. Это $^1/_{39}$ всей оставленной в наследство суммы.

Коробка елочных шаров

Условие

В коробку помещается 60 больших елочных шара красного цвета или 72 маленьких шаров синего цвета. Если в коробку положить 45 красных шаров, сколько синих шаров поместится в коробку?

Ответ

В коробку можно положить 18 синих шаров, поскольку $^3/_4$ коробки уже занято шарами красного цвета, соответственно, туда можно положить $^1/_4$ от 72 синих шаров.

Четыре плотника

Условие

Четыре плотника были наняты, чтобы выполнить определенный объем работы за определенный срок. Каждый из них работал с одинаковой скоростью, однако после первого дня работы два плотника уволились. Два оставшихся плотника могут закончить работу на два дня позже запланированного срока.

Сколько дней первоначально отводилось для выполнения всего объема работы?

Работу планировалось выполнить за 3 дня.

Рождественские сувениры

Покупатель приобрел в магазине 2 рождественских сувенира и еще половину всех оставшихся рождественских сувениров. Второй покупатель купил 3 рождественских сувенира и еще $\frac{1}{3}$ оставшихся рождественских сувениров. Третий покупатель приобрел 4 рождественских сувенира и еще $\frac{1}{4}$ оставшихся рождественских сувениров и т. д.

Сколько покупателей уйдут из магазина с рождественскими сувенирами?

С рождественскими сувенирами могут уйти четыре покупателя, поскольку не имеется такого начального числа сувениров, которые позволят в соотвествии с условиями пятому покупателю забрать шесть рождественских сувениров и еще $\frac{1}{6}$ оставшихся.

Гусеница

В 6 часов утра в воскресенье гусеница начала подниматься по стволу дерева. В течение дня, то есть до 18 часов, она поднималась на высоту 5 м, а в течение ночи спускалась на 2 м. В какой день и час она будет на высоте 9 м?

Ответ

Довольно часто при решении таких задач рассуждают так: гусеница за 24 часа поднимается на высоту 5 м без 2 м, то есть — на 3 м. Следовательно, высоты 9 м она достигнет по истечении 3 суток — в среду в 6 часов утра.

Но этот ответ неверен: в конце вторых суток, то есть во вторник в 6 часов утра, гусеница окажется на высоте 6 м, но в этот же день, начиная с 6 часов утра, она до 18 часов может подняться еще на 5 м. Поэтому на высоте 9 м гусеница окажется во вторник в 13 часов 12 минут.

Грибники

Условие

Отец пошел со своими сыновьями в лес за грибами. В лесу они разошлись в разные стороны и стали искать грибы. Через 30 минут отец сел под дерево отдохнуть и пересчитал найденные грибы: их оказалось 45 штук. Через несколько минут прибежали дети — ни один из них ничего не нашел.

Дети попросили отца дать им немного грибов. Он раздал им все свои грибы, затем он и сыновья снова разбрелись в разные стороны. После этого произошло следующее: один мальчик нашел 2 гриба, второй потерял 2 гриба, третий нашел еще столько же, сколько ему дал отец, а четвертый потерял половину полученных от отца грибов. Когда дети пришли домой, оказалось, что у всех них грибов поровну.

Сколько каждый из сыновей получил от отца грибов и сколько было у каждого, когда они пришли домой?

Ответ

Как видно из условия задачи, третьему сыну отец дал грибов меньше всего, поскольку он должен был набрать еще столько же грибов, чтобы сравняться с братьями. Для простоты представим, что третьему сыну отец дал одну горсть грибов. Тогда сколько же таких горстей он дал четвертому сыну? Третий мальчик принес домой две горсти, потому что сам нашел столько же грибов, сколько дал ему отец. Четвертый сын принес домой ровно столько же грибов, сколько и третий мальчик, то есть тоже две горсти. Но, дело в том, что половину своих грибов он потерял по дороге, значит, отец дал ему четыре горсти.

Первый сын принес домой две горсти, но из них 2 гриба он нашел сам. Получается, что отец дал ему две горсти без 2 грибов. Второй мальчик принес домой две горсти, но по дороге он потерял 2 гриба — значит, отец дал ему две горсти и еще два гриба.

Получается, что отец дал сыновьям одну горсть, четыре горсти, две горсти без 2 грибов и две горсти с 2 грибами, то есть всего девять полных горстей (в двух горстях не хватало 2 гриба, зато в двух других горстях было 2 лишних гриба).

Зная первоначальное количество грибов, которые собрал отец, можно сделать вывод, что в каждой горсти было по 5 грибов (45 : 9 = 5).

Итак, третьему сыну отец дал одну горсть, то есть 5 грибов; четвертому — четыре горсти, то есть 5 × 4 = 20 грибов; первому — две горсти без двух грибов, то есть (5 × 2) — 2 = 8 грибов; второму — две горсти с 2 грибами, то есть (5 × 2) + 2 = 12 грибов.

Сумма возрастов

Условие

Через 13 лет сумма возрастов детей Ивана Ивановича будет 97.

Какая сумма возрастов детей Ивана Ивановича будет через 7 лет?

Ответ

Сумма возрастов составит 73 года.

Четырехзначное число

Условие

Назовите четырехзначное число, в котором первая цифра — треть второй, третья — сумма первых двух, и последняя утроенная вторая?

Это число 1349.

Поставьте вместо звездочек знаки плюс и минус между цифрами так, чтобы получилось верное выражение: 0 * 1 * 2 * 3 * 4 * 5 * 6 * 7 * 8 * 9 = −1.

Знаки плюс и минус следует поставить следующим образом: 0 + 1 + 2 — 3 — 4 + 5 + 6 — 7 — 8 + 9 = −1.

Штирлиц должен передать в Центр набор из четырех секретных натуральных чисел A, B, C, D. Для большей секретности он отправил набор чисел A + B, A + C, A + D, B + C, B + D неизвестно в каком порядке.

Подсказка: (A + C) + (B + D) = (A + D) + (B + C).

Центр, получив от Штирлица числа 13, 15, 16, 20, 22, расшифровал сообщение и нашел требуемый набор из четырех секретных натуральных чисел. Какие числа Штирлиц должен был передать в Центр?

Это числа — 6, 7, 9, 13. Поскольку (A + C) + (B + D) = (A + D) + (B + C), а из попарных

сумм чисел 13, 15, 16, 20, 22 совпадают только 13 + 22 = 15 + 20 = 35, то А + В = 16, С -
D = 19. Поскольку А и В одинаковой четности, то получаем систему двух уравнений с двумя неизвестными:

$$A + B = 16$$
$$|A - B| = 2.$$

Решая систему, находим два числа 7 и 9
(то есть А = 7, В = 9 или А = 9, В = 7). Далее
легко находим два недостающих числа: 6 и 13

Рыцари и лжецы

Условие

Путешественник приехал на остров, каждый из 100 жителей которого или лжец, который всегда обманывает, или рыцарь, который
всегда говорит правду. При этом среди жителей острова есть хотя бы один лжец.

Лжецы решили лгать таким образом, чтобы каких бы 50 жителей путешественник не
собирал вместе, присутствующие среди них
лжецы всегда отвечали на вопрос о числе рыцарей среди собранных туземцев так, чтобы
путешественник получал один и тот же набор
из 50 ответов. Какое наибольшее число рыцарей могло быть на острове?

Ответ

Решая эту головоломку, нужно рассуждать
следующим образом: рыцарей на острове ме-

нее 50, иначе путешественник, выбрав всех рыцарей, получил бы 50 ответов «пятьдесят», а, выбрав одного лжеца и 49 рыцарей, услышал бы иной набор ответов. Получается, что лжецов на острове не менее 50 человек.

Поскольку набор ответов должен выглядеть правдоподобно, в наборе ответов должен быть 1 ответ «один», 2 ответа «два», 3 ответа «три», ..., 9 ответов «девять» и еще 5 неправдоподобных ответов. Из этого можно сделать вывод, что на острове может быть не больше 9 рыцарей.

Десант

Условие

В игре «Десант» две армии захватывают страну. Игроки ходят по очереди, каждым ходом занимая один из свободных городов. Первый город захватывается с воздуха, а каждым следующим ходом можно захватить любой населенный пункт, соединенный дорогой с каким-либо городом, уже занятым этой армией. Если таких городов нет, армия прекращает боевые действия, и игрок считается проигравшим.

Постройте такую схему городов и дорог, чтобы игрок, который ходит вторым, смог захватить более половины всех городов, независимо от того, как будет действовать армия его соперника.

Ответ

Пусть на кольце последовательно расположены точки A_1, B_2, A_3, B_1, A_2, B_3, причем от точек A_1, A_3, A_2 отходят «ветки» с N городами в каждой.

Если первый игрок первым ходом занимает точку на ветке, армия второго игрока должна занять соответствующую точку A_i.

Если первая армия первым ходом занимает точку A_i, то вторая — B_i.

Если первый игрок первым ходом занимает точку B_i, то второй — любую из точек A_j (j не равно i). Дальнейшие действия очевидны. Поскольку в конце игры вторая армия занимает хотя бы две точки A_i, первый игрок захватывает не более, чем n + 3 точек. Поэтому доля городов, захваченных армией второго игрока, не менее $(2n + 3)/(3n + 6) > \frac{1}{2}$.

В условии задачи вместо $\frac{1}{2}$ можно взять любое число, меньшее $\frac{2}{3}$ (в этом случае N надо выбирать достаточно большим).

Фокусники

Условие

Два фокусника показывают зрителям интересный фокус. Одному из присутствующих они дают колоду карточек с числами от 1 до 78, чтобы он перемешал ее, отобрал любые 40 карточек и отдал их первому фокуснику.

Тот выбирает из полученных карточек две и возвращает их зрителю. Последний добавляет к ним одну карточку из своих 38 и, перемешав, отдает эти карточки второму фокуснику, который сразу же показывает, какая из карточек была добавлена в стопку зрителем.

Попробуйте разоблачить фокус.

Фокусники любым образом разбивают 78 карточек на 39 групп по две карты и запоминают эту комбинацию. Какие бы 40 карточек зритель не отдал первому фокуснику, среди них обязательно окажутся две карточки из одной пары (поскольку пар всего 39).

Первый фокусник должен дать зрителю две карточки из одной пары. Тогда карта, добавленная зрителем, будет из другой пары, ее сможет определить второй фокусник.

Три кладосикателя — Илья, Дмитрий и Алексей — нашли шкатулку, в которой было 6 монет: 3 золотых и 3 серебряных. Кладоискатели перемешали все монеты и по очереди с завязанными глазами вытащили по 2 монеты, не сказав друг другу, кому какие монеты достались.

Илья не знает, какие монеты досрались Дмитрию, а какие Алексею, но знает, какие монеты достались ему самому.

Придумайте вопрос, на который Илья ответит «да», «нет» или «не знаю», и по ответу на который вы сможете догадаться, какие монеты ему достались.

Ответ

Вопрос: «Правда ли, что у тебя золотых монет больше, чем у Алексея?».

Если у Ильи 2 золотые монеты, он скажет «да», поскольку у Алексея не может быть больше одной золотой монеты.

Если обе монеты у Ильи серебряные, а у Алексея хотя бы одна золотая, он ответит «нет».

Если же ему достались разные монеты, он ответит «не знаю», так как у Алексея может оказаться как 2 золотые, так и 2 серебряные монеты.

Пятидесятикопеечные монеты

Условие

В ряд выложили 2001 монету достоинством 5, 10 и 50 копеек. Оказалось, что между любыми двумя пятикопеечными монетами лежит хотя бы одна монета, между двумя десятикопеечными монетами лежат хотя бы две монеты, а между любыми двумя пятидесятикопеечными монетами лежат хотя бы три монеты. Определите, сколько в ряду пятидесятикопеечных монет.

Ответ

Рассмотрим любые четыре идущие подряд монеты и попробуем доказать, что среди них есть одна пятидесятикопеечная. Если среди них нет пятидесятикопеечной, то пятикопеечные и десятикопеечные монеты чередуются, что невозможно.

Двух пятидесятикопеечных монет тоже быть не может, поскольку между ними должно быть хотя бы три монеты. Из этого можно сделать вывод, что среди первых 2000 монет ровно 500 пятидесятикопеечных. Следовательно, всего пятидесятикопеечных монет может быть 500 или 501.

Неверные мужья

Условие

В некотором королевстве правил король. Все мужчины этого королевства хорошо разбирались в математике, все они почитали своего короля и выполняли все, что он им прикажет.

Король всегда говорил только правду. Все выстрелы в королевстве слышны в каждом доме, а все перечисленные факты известны каждому жителю королевства.

Король был озабочен неверностью некоторых жен в королевстве и решил покончить с их изменами раз и навседа. Поэтому он собрал всех женатых мужчин на городской площади и сделал следующее заявление: «Существует по крайней мере одна неверная жена в королевстве. Все женатые мужчины знают о верности или неверности всех чужих жен, но о своей супруге не имеют никакой информации. Я запрещаю вам обсуждать верность своей жены с другими мужчинами. Как только муж узнает, что его жена изменяет ему, он должен застрелить ее в тот же день в полночь».

Тридцать девять тихих ночей минуло после речи короля. В сороковую ночь прозвучали выстрелы. Сколько жен было убито?

Ответ

Обозначим n — число неверных жен. Тогда муж каждой неверной жены знает о существовании (n — 1) неверной жены. Пусть n = 1. Тогда муж этой жены полагает, что все жены верны.

Услышав от корял, что существует по крайней мере одна неверная жена — он понимает, что это его супруга, которую он обязан застрелить.

Далее пусть n = 2. Мужья этих женщин полагают, что в королевстве есть лишь одна неверная жена и ждут, что ее супруг застрелит ее в первую же ночь. Поскольку убийства не произошло, это значит, что их собственная жена неверна и ее следует застрелить. Действуя далее по индукции, получаем, что n неверных жен будет застрелено в n-ю ночь, то есть в сороковую ночь было убито 40 неверных жен.

Адрес Саши

Условие

Даша и Наташа хотят отправиться в гости к Саше. Все они живут на одной и той же улице (в разных домах), но Даша и Наташа не знают, где живет Саша. Дома на улице имеют номера от 1 до 99.

Даша спросила Сашу: «Верно ли, что номер твоего дома — полный квадрат?». Саша ответил. Затем Даша спросила: «Верно ли, что номер твоего дома больше 50?». Саша ответил.

Затем Даша подумала, что она знает адрес Саши и пошла к нему в гости. Оказалось, что она ошиблась, что неудивительно, поскольку Саша ответил правдиво только на второй вопрос.

После этого Наташа спросила Сашу: «Верно ли, что номер твоего дома — полный куб?». Саша ответил. Затем Наташа спросила: «Верно ли, что номер твоего дома больше 25?». Саша ответил.

Наташа решила, что она знает номер дома Саши и отправилась к нему в гости. Оказалось, что и она ошиблась, поскольку Саша ответил правдиво только на второй вопрос.

Определите адрес всех троих друзей, если известно, что номер дома Саши меньше, чем номера домов девушек и что сумма всех трех номеров — удвоенный полный квадрат.

Ответ

Обозначим Nd, Nn, Ns — номера домов Даши, Наташи и Саши. Очевидно, что Саша ответил Даше оба раза утвердительно. Существует только два квадрата больше 50: 64 и 81 — значит в одном из этих домов живет Даша. Поэтому она и подумала, что Саша живет в другом. Значит, на самом деле, $Ns > 50$ и Ns не равно 64 и не равно 81; $Nd = 64$ или $Nd = 81$.

Аналогично Саша ответил Наташе оба раза «да». Существует только два куба больше 25: 27 и 64 — значит в одном из этих домов живет Наташа. Именно поэтому она и подумала, что Саша живет по другому адресу. Учитывая, что $Ns > 50$ и Ns не равно 64 и не равно 81, получаем $Nd = 81$, $Nn = 64$, $Ns > 50$, $Ns < 64$. Перебором находим, что $Ns = 55$ $(81 + 64 + 55 = 2 \times 102)$.

Получается, что номер дома Даши 81, Наташи — 64, а Саши — 55.

Опечатка

Условие

В одном из учебников по математике написано, что наибольшее известное простое число — это разность $23021377-1$. Не опечатка ли это?

Ответ

Это опечатка. Любая степень числа, оканчивающегося на 1, тоже оканчивается на 1. Поэтому, разность $23021377 — 1$ оканчивается на 0 и, следовательно, не является простым числом.

Торт

Условие

Хозяйка купила торт. К ней может прийти или 10, или 11 гостей.

На какое наименьшее число кусков ей необходимо заранее разрезать торт так, чтобы его можно было поделить поровну как между 10, так и между 11 гостями?

Хозяйке следует разрезать торт на 20 кусков. Докажем сначала, что разрезать торт меньше, чем на 20 кусков, не удастся. Если придут 10 человек, то каждый из них должен получить не меньше двух кусков. В самом деле, в противном случае один из 10 гостей получил бы один кусок в $\frac{1}{10}$ часть торта, а если бы пришло 11 гостей, то этот кусок нужно было бы дополнительно разрезать. Таким образом, количество кусков не меньше, чем 2 х 10 = 20.

Покажем, что 20 кусков торта хватит всем гостям. Разрежем торт на 10 кусков по $\frac{1}{11}$ части и на 10 кусков по $\frac{1}{110}$. Если придут 10 гостей, то каждый получит один большой кусок и один маленький — всего $\frac{1}{11} + \frac{1}{110} = \frac{1}{10}$. Если же придут 11 человек, то 10 из них получат по одному большому куску, а один человек — 10 маленьких кусков.

Пьер никогда не проигрывает в рулетку больше четырех раз подряд и никогда не ставит на кон больше 20 долларов.

Каким образом он может выиграть 1000 долларов, если в случае выигрыша в рулетку возвращается удвоенная ставка и в самом начале игры у Пьера есть 100 долларов?

Ответ

Пусть Пьер поставит сначала 1 доллар и, если выиграет, скажет: «Ок`ей» и снова поставит 1 доллар. Если проиграет, то в следующей ставке он ставит 2 доллара. Если выиграет, то его выигрыш покроет предыдущий проигрыш, и по сумме двух ставок он выиграет 1 доллар.

После этого пусть Пьер снова скажет: «Ок`ей» и в новой ставке ставит 1 доллар. Если он проиграет и во второй раз, в третий раз он поставит 4 доллара, чтобы в случае выигрыша покрыть предыдущие проигрыши. Если проигрывает в третий раз, то в четвертый раз ставит 8 долларов, если проигрывает и в четвертый, то в пятый раз ставит 16 долларов.

По условию он не проигрывает пять раз подряд, значит играя таким образом до первого выигрыша, он заработает 1 доллар не более, чем за 5 ставок. После этого он скажет: «Ок`ей» и будет делать ставки также, как вначале.

Получается, что после 1000 «Ок`ей» Пьер выиграет 1000 долларов. Для этого ему потребуется сделать не более 5000 ставок.

Альпинист

Условие

Альпинисты стоят на горе высотой 100 м. На вершине горы — дерево, на высоте 50 м (посередине горы) — еще одно дерево.

У альпиниста есть только 75 м веревки и нож. Может ли он спуститься с горы?

Подсказка: альпинисту следует разрезать веревку на два куска по 50 и 25 м.

Ответ

Альпинисту нужно отрезать 25 м веревки, один конец привязать к дереву на вершине горы, а на другом сделать петлю, через которую следует пропустить оставшиеся 50 м веревки, сложенные вдвое: $25 + 50 \times \frac{1}{2} = 50$, то есть ему как раз хватит веревки, чтобы добраться до дерева, расположенного на высоте 50 м.

Далее альпинисту необходимо вытянуть веревку из петли, привязать дереву и спуститься вниз.

Можно ли «сотку» разделить на 9?

Условие

В следующих многозначных числах цифры заменены буквами (одинаковые цифры — одинаковыми буквами, а разные — разными). Оказалось, что слово «девяносто» делится на 90, а «девятка» — на 9.

Можно ли «сотку» разделить на 9?

Ответ

Буква «о» равна нулю. Сумма восьми различных цифр д + е + в + я + н + о + с + т делится на 9. Поскольку сумма всех цифр 0 + 1 + 2 + 3 + 4 + 5 + 6 + 7 + 8 + 9 = 45 делится на 9, то сумма двух оставшихся цифр а + к делится на 9. В этом случае слово «сотка» делится на 9 тогда, когда с + т делится на 9 (так как о = 0, а + к делится на 9).

С другой стороны, д + е + в + я + т + к + а делится на 9 (д + е + в + я + т делится на 9, н + с делится на 9, так как д + е + в + я + н + о + с + т делится на 9 и о = 0).

Из этого можно сделать вывод, что с + т не может делиться на 9, следовательно слово «сотка» тоже на 9 не делится.

Клоуны

Условие

В шеренгу выстроено n клоунов. На голову каждому надевают колпак одного из цветов: красного, желтого или зеленого. Клоун, стоящий в шеренге n-м видит всех остальных клоунов, n-1-й клоун видит n-2 клоунов, стоящих впереди, ... 2-й клоун видит только первого, первый клоун не видит никого.

Цвет своего колпака клоун определить не может. Каждого клоуна по порядку, начиная с n-го, просят ответить, какого цвета у него колпак. Клоун обязан назвать один из трех цветов.

Какое максимальное число клонов могут гарантированно угадать цвет своего колпака? При этом клоуны перед опоросом могут дого-

вориться, но не могут заранее знать, какие кол-
паки на них наденут.

Пронумеруем цвета числами от 0 до 2. n-й
клоун, видя всех, кроме себя, складывает числа, соответствующие цветам видимых им кол-
паков, и называет цвет, соответствующий ос-
татку от деления полученной им суммы на 3.

n-1-й клоун слышит ответ n-го и видит всех
остальных клоунов, кроме себя и n-го. Он также
может сложить числа, соответствующие видимым
им колпакам и взять остаток от деления на 3.

Разность между ответом n-го клоуна и этим
числом будет соответствовать цвету колпака на
n-1-м клоуне, что даст ему возможность правильно назвать цвет своего колпака.

Таким же образом действует и n-2-й клоун, учитывая два предыдущих ответа. Получается, что все клоуны, кроме n-го, гарантированно узнают цвет своего колпака (n-й клоун не
может узнать цвет своего колпака, так как его
колпак никто не видит).

Бесконечные крестики-нолики

На бесконечной клетчатой бумаге двое играют в крестики-нолики. Один игрок ставит
своим ходом два крестика (не обязательно рядом), а другой — один нолик.

Сможет ли играющий крестиками поставить 10 крестиков в ряд?

Ответ

Первые $2^9 = 512$ крестика (за 256 ходов) следует ставить далеко друг от друга (например, на расстоянии 30 клеток друг от друга по горизонтальной прямой). Ответными ходами второй игрок может «испортить» только 256 крестиков, поставив рядом нолик, а $2^8 = 256$ останутся «неиспорченными». Поставив 256 крестиков (за 128 ходов) рядом с каждым «неиспорченным», получим не менее $2^7 = 128$ «неиспорченных» пар.

Далее аналогично получаем $2^6 = 64$ «неиспорченных» тройки крестиков, $2^5 = 32$ «неиспорченных» четверки крестиков, ..., 2 «неиспорченных» восьмерки и 1 «неиспорченную» девятку. За один ход второй игрок не сможет закрыть ряд из девяти крестиков с двух сторон. И следующим ходом первый игрок поставит еще один крестик, то есть получит ряд из 10 крестиков.

Коммунальная квартира

Условие

В коммунальной квартире 10 комнат. Жители этих комнат просыпаются по очереди. Если дверь их комнаты на месте, они снимают дверь какой-либо другой комнаты и относят ее в подвал. Если же дверь их комнаты отсутствует, они забирают из подвала любую дверь и ставят ее на место своей (если ни одно из этих действий невозможно, они не делают ничего).

Какое наибольшее количество дверей может оказаться в подвале после того, как все жители комнат проснутся?

Представим, что жильцы коммунальной квартиры просыпаются в порядке нумерации их комнат: сначала — первой, потом — второй и т. д.

Рассмотрим комнату, с которой сняли дверь жители первой комнаты. Когда жильцы комнаты со снятой дверью проснутся, они повесят свою дверь на место. В результате этих двух операций ни одной двери в подвале не прибавится и, если даже жильцы остальных восьми комнат снимут по двери, в подвале окажется не более 8 дверей.

Например: жители первой комнаты снимают дверь с десятой комнаты, жители второй комнаты снимают дверь с первой, ..., жители n-й комнаты снимают дверь с n — 1 (1 < n < 10) комнаты.

Проснувшиеся последними жители десятой комнаты вешают свою дверь на место, после чего в подвале окажется 8 дверей от первой, второй, третьей, четвертой, пятой, шестой, седьмой и восьмой комнат.

Конструктор

Условие

Никите подарили игру «Конструктор», в которой было 100 деталей разной длины. В инструкции к игре написано, что из любых трех деталей можно составить треугольник. Никита решил проверить это утверждение и стал составлять из деталей треугольники.

Детали лежат в наборе по возрастанию длин.

Какое наименьшее число проверок необходимо сделать Никите, чтобы доказать или опровергнуть то, что написано в инструкции?

Ответ

Никите нужна только одна проверка. Ему достаточно проверить, можно ли составить треугольник из двух самых коротких деталей и одной самой длинной.

Если треугольник не составляется, то утверждение инструкции опровергнуто. Если же его можно составить, то сумма длин двух самых коротких деталей больше длины самой длинной, а это означает, что из любых деталей можно составить треугольник.

Карточный фокус

Условие

На одном столе лежат карты, 10 из которых лежат рубашкой вниз. Фокусник с повязкой на глазах подходит к столу, берет несколько карт и перекладывает их на другой стол, при этом, возможно, переворачивая некоторые из них.

Такую операцию разрешается повторять несколько раз (можно брать карты как с первого, так и со второго стола).

Как переложить карты так, чтобы на обоих столах было одинаковое количество карт, лежащих рубашкой вниз?

Переложим на второй стол 10 карт, переворачивая каждую из них. Предположим, что среди этих карт оказалось n лежащих рубашкой вниз и 10−n лежащих рубашкой вверх.

В этом случае после перекладывания на втором столе будет 10−n лежащих рубашкой вниз карт, а на первом столе останется 10−n карт, лежащих рубашкой вниз (было 10 карт, из них n штук переложили).

Таким образом, мы получим то, что требуется в условии головоломки.

Сто сумасшедших художников

Сто сумасшедших художников последовательно красят часть стены 100 x 100 клеток в сто цветов, соблюдая единственное правило: в одной строке и в одном столбце не может оказаться 2 клеток одинакового цвета.

Смогут ли 99 сумасшедших художников правильно покрасить стену, если первый художник уже покрасил «свои» 100 клеток?

Ответ

К сожалению, план сумасшедших художников обречен на провал: например, если в первой строке первые 99 клеток покрашены в 99 различных цветов, а последняя клетка второй строки покрашена в сотый цвет.

Хоккейный матч

Условие

Хоккейный матч между командами «Дружба» и «Мир» закончился со счетом 8 : 5.

Докажите, что в матче был такой момент, когда «Дружбе» оставалось забить столько голов, сколько «Мир» уже забил к этому времени.

Ответ

Матч начался с суммарного счета 0, а потом изменялся на единицу и окончательный суммарный счет стал равен 13. Из этого можно сделать вывод, что в матче был такой момент, когда было забито 8 голов.

Пусть n голов забил «Мир», тогда 8−n голов забила «Дружба», что и требовалось доказать.

Шахматные фигуры

Условие

Можно ли расположить шахматные фигуры в клетках доски размером 8 x 8 (в каждой клетке не более одной фигуры) так, чтобы в любых двух столбцах фигур было поровну, а в любых двух строках — разное количество?

Ответ

Разобьем строки на 4 пары. В каждой паре строк поставим 8 шахматных фигур: n фигур (n — номер пары строк) — в первой строке данной пары и 8−n фигур — во второй строке пары. Причем расположим их в тех столбцах, в которых не стоит фигура из первой строки данной пары. В результате в каждом столбце доски 8 x 8 будет стоять по 4 фигуры (по одной в каждой паре строк), а в 8 строках — 0, 1, 2, 3, 5, 6, 7, 8 фигур. Таким образом, условие задачи выполняется.

Вредный старик

Условие

При посадке в автобус выстроилась очередь из n пассажиров, у каждого из которых имелся билет на одно из m мест. Первым в очереди стоял вредный старик, который, как только водитель открыл дверь, вбежал в салон и сел на случайное место (возможно, и на свое).

После этого пассажиры по очереди заняли свои места. При этом, если место кого-нибудь из пассажиров занято, он садится случайным образом на одно из свободных мест.

Какова вероятность того, что последний пассажир займет свое место?

Ответ

Представим, что при определенном стечении обстоятельств последний пассажир сел не на свое место (такой случай назовем неудачным). Тогда до прихода последнего пассажира его место было занято пассажиром S (S может быть и вредным стариком).

У пассажира S был выбор — какое место занять. В рассматриваемом случае он занял место последнего пассажира. Но с этой же вероятностью он мог занять и место вредного старика, тогда в дальнейшем все пассажиры, включая последнего, займут свои собственные места. Получается, что каждому неудачному случаю соответствует удачный, который может произойти с той же вероятностью. Это говорит о том, что в половине случаев распределение пассажиров по местам будет неудачным.

Упорядоченные тройки

Условие

Можно ли из любых пяти чисел, написанных в ряд, выбрать три, идущие в порядке убывания или в порядке возрастания?

Предположим, что n и s — наибольшее и наименьшее из написанных чисел. Если между ними есть какое-либо число, то утверждение верно.

Если они располагаются рядом, то либо справа, либо слева от них есть еще два числа. Именно они и образуют нужную тройку чисел либо с числом n, либо с числом s.

Упорядоченные четверки

Можно ли из любых девяти различных чисел, написанных в ряд, выбрать четыре, идущих в порядке убывания или возрастания?

Напишем ряд из следующих девяти чисел: 3, 2, 1, 6, 5, 4, 9, 8, 7. Докажем, что никакие четыре числа в этой последовательности не идут ни в порядке возрастания, ни в порядке убывания. Для этого разобьем их на тройки: 321, 654, 987.

Если какие-то два числа из этих девяти упорядочены по возрастанию, они будут из разных троек. Поскольку троек всего три, нельзя выбрать более трех цифр, располагающихся в возрастающем порядке.

Если же какие-то два числа из этих девяти стоят в убывающем порядке, они обязательно из одной тройки. Поэтому нельзя выбрать более трех чисел, стоящих в убывающем порядке, так как все они должны располагаться в одной тройке.

Хитрая последовательность чисел

Условие

Продолжите следующую последовательность чисел:

1, 11, 21, 1112, 3112, 211213, 312213, 212223, 114213.

Ответ

Каждое следующее число описывает предыдущее: в числе была одна единица — 11; две единицы — 21; одна единица, одна двойка — 1112, три единицы, одна двойка — 3112 и т. д.

Ошибка журналиста

Условие

Главный редактор газеты «Новость дня» Матвей Сигизмундович нашел ошибку в большой статье, которую писали вместе три журналиста: Арнольд Никифорович, Петр Вахтангович и Ричард Львович.

На планерке они стали оправдываться.

Арнольд Никифорович: 1. «Не я ошибся». 2. «Ошибку допустил Ричард Львович». 3. «Я написал другую часть статьи».

Петр Вахтангович: 1. «Ошибся Арнольд Никифорович». 2. «Я знаю, как исправить эту ошибку». 3. «Всем людям свойственно ошибаться».

Ричард Львович: 1. «Не я ошибся». 2. «Я с самого начала подозревал, что в статье — ошибка». 3. «Арнольд Никифорович действительно писал другую часть статьи».

Ответ

Предположим, что ошибку допустил Арнольд Никифорович. Но тогда неверны сразу два его высказывания, что противоречит условию задачи.

Предположим, что ошибся Петр Вахтангович. Построим схему, в которой словом «нет» отмечены заведомо ложные в этом случае высказывания, а словом «да» — те, которые могут быть правдивыми.

Арнольд Никифорович: 1 — да; 2 — нет; 3 — да.

Петр Вахтангович: 1 — нет; 2 — да; 3 — да.

Ричард Львович: 1 — да; 2 — нет; 3 — да.

Схема показывает, что противоречий с условием не возникает, то есть Петр Вахтангович мог ошибиться.

Предположим, что ошибся Ричард Львович. Тогда неверно третье высказывание Арнольда Никифоровича (поскольку два первых его высказывания верны), поэтому неверно третье высказывания Ричарда Львовича (оно точно такое же), но тогда верно первое высказывание Ричарда Львовича (только одно из его высказываний — третье — неверно), а это противоречит предположениям.

Итак, ошибиться мог только Петр Вахтангович, значит, он это и сделал.

Переправа

Условие

Группа туристов ночью подошла к мосту. Павел может перейти его за 1 минуту, Михаил — за 2, Мария — за 5, а Белла — за 10 минут.

У них есть только один фонарик. Мост может выдержать только двоих.

Как туристы могут перейти мост за 17 минут? При этом, если переходят двое, они идут с меньшей из скоростей.

Двигаться по мосту без фонарика нельзя точно так же, как и носить друг друга на руках. Кидаться фонариком тоже нельзя.

Ответ

Сначала переходят Павел и Михаил (2 минуты). Затем Павел с фонариком возвращается (1 минута).

Далее переходят Белла и Мария (10 минут), после чего Михаил с фонариком возвращается (2 минуты). Потом переходят Павел и Михаил (2 минуты). Итого — 17 минут.

Условие

Можно ли число 203 представить в виде суммы нескольких натуральных чисел так, чтобы произведение всех этих чисел тоже было равно 203?

Ответ

Можно: $203 = 7 + 29 + 1 + 1 + \ldots + 1 = 7 \times 29 \times 1 \times 1 \times \ldots \times 1$.

Бикфордов шнур

Условие

Как известно, бикфордов шнур горит неравномерно, но сгорает ровно за 1 минуту.

Можно ли с помощью двух таких шнуров отмерить ровно 45 секунд?

Ответ

Подожжём одновременно один из шнуров с обоих концов и второй — с одного конца.

Первый шнур сгорит через 30 секунд; в этот момент подожжём второй шнур со второго конца.

Подсказка: попробуйте сначала при помощи одного шнура отмерить 30 секунд.

244 Большая книга тестов

Как не опоздать на работу

Условие

Коллектив сотрудников (12 человек) отправился на выходные на турбазу, расположенную в 20 км от места их работы. В понедельник утром они должны были одновременно как можно скорее прибыть на работу. Для этого они остановили такси.

«Я еду со скоростью 20 км/час, — сказал водитель, — и могу взять только 4 человека. С какой скоростью вы идете пешком?». Один из сотрудников ответил: «Каждый из нас идет со скоростью 4 км/час». «Отлично!» — воскликнул водитель. — Тогда я поеду с четверыми из вас, подвезу их на какое-то расстояние, затем вернусь и посажу еще четверых, подвезу их и вернусь за остальными. От вас же требуется только одно: все время, пока вы не едете на такси, идти пешком».

Подсказка: если сотрудники должны прибыть на работу одновременно, и все время, когда они не едут на такси, они должны идти пешком, то ехать на машине они должны одинаковое количество времени.

Сотрудники отправились в путь ровно в 8 утра. Когда они приедут на работу?

Ответ

Водитель такси должен подвезти четверых сотрудников на 12 км и высадить в 8 км от работы. Затем ему следует вернуться на 8 км и подобрать еще четверых (из восьми), которые к тому времени как раз окажутся там. Их ему нужно подвезти на 12 км и высадить в 4 км от работы.

Затем, вернувшись на 8 км за остальными, которые к тому времени успеют пройти 8 км, отвезти их на 12 км, то есть прямо до места работы.

Таким образом весь коллектив сотрудников прибудет на работу одновременно, причем такси пройдет 52 км за 2 и $^3/_5$ часа. Следовательно, сотрудники окажутся на рабочих местах в 10 часов 26 минут.

Три воскресенья

Условие

В месяце три воскресенья выпали на четные числа. Какой день недели был седьмого числа этого месяца?

Ответ

Через семь дней повторяется каждый день недели. Поэтому первые 28 дней содержат четыре понедельника, четыре вторника и т. д. и четыре воскресенья.

При этом два воскресенья падают на четные числа, а два — на нечетные. Поэтому третье воскресенье выпадает на 30-е число. Получается, что 2-го числа также было воскресенье, а 7-го числа — пятница.

Воздушные шарики

Условие

У Тани и Оксаны есть несколько воздушных шариков, среди которых имеются большие и маленькие, а также красные и зеленые.

Докажите, что подруги могут взять по одному шарику так, чтобы они одновременно оказались разного размера и разного цвета.

Ответ

Предположим, что Таня взяла какой-нибудь большой шарик, а Оксана — маленький. Если эти шарики оказались разных цветов, то задача решена. Пусть шарики оказались одного цвета, например красного. В этом случае по условию задачи среди оставшихся шариков есть зеленый.

Если это большой зеленый шарик, пусть его возьмет Таня вместо своего, а если — маленький, пусть его возьмет Оксана. После этого шарики у подруг будут разного цвета и разного размера.

Апельсины

Условие

На продуктовом складе апельсины расфасованы в ящики по 24, 23, 17 и 16 кг.

Можно ли отправить в магазин со склада 100 кг апельсинов, не раскрывая ящики?

Ответ

Можно: четыре ящика по 17 кг и два ящика по 16 кг.

Рыбаки и щуки

Условие

Пять рыбаков съели пять щук за пять дней.
За сколько дней десять рыбаков съедят десять
щук?

Ответ

Если пять рыбаков съели пять щук за пять
дней, то другие пять рыбаков съедят за те же
пять дней еще пять щук.

Получается, что десять рыбаков съедят
десять щук за пять дней.

Баба-яга и тараканы

Условие

Все животные Бабы-яги, кроме двух, — жа-
бы, все, кроме двух, — кошки, и все, кроме
двух, — вороны.

Остальные — тараканы. Сколько тараканов у Бабы-яги?

Ответ

У Бабы-яги либо два таракана, либо одна
кошка, одна жаба и одна ворона.

Цыплята и утята

Условие

У цыплят и утят 42 ноги и 12 голов. Сколько цыплят и сколько утят?

Ответ

9 цыплят и 3 утенка.

Остановившиеся часы

Условие

У Ромы нет карманных часов, а только настенные, которые остановились. Он пошел к своему другу Володе, часы которого идут верно, пробыл у него некоторое время и, вернувшись домой, поставил свои часы правильно. Как ему удалось это сделать, если он не знал, сколько времени у него займет дорога от своего дома до дома Володи?

Ответ

Рома завел остановившиеся часы, пошел к Володе, а, вернувшись, подсчитал время, затраченное на дорогу.

Толщина книги

Условие

Известно, что 60 листов книги имеют толщину 1 см. Какова толщина книги, если в ней 240 страниц?

Ответ

Страниц 240, на каждом листе 2 страницы, значит, всего листов 120: их толщина в 2 раза больше, чем 60, и следовательно, равняется 2 см.

Шуточные головоломки на смекалку

Эти головоломки вы можете решать в одиночестве или предложить их в качестве игр для веселой компании. Выигрывает тот, кто первым даст правильный ответ на вопрос.

Корабль

Условие

Недалеко от берега стоит корабль со спущенной на воду веревочной лестницей вдоль борта. У лестницы 10 ступенек, а расстояние между ними —30 см. Самая нижняя ступенька касается поверхности воды. Начинается прилив, который поднимает воду за каждый час на 15 см.

Через сколько времени покроется водой третья ступенька лестницы?

Ответ

Вода никогда не покроет третью ступеньку, поскольку вместе с водой поднимутся и корабль, и лестница.

Жилец с двадцать пятого этажа

Условие

Андрей живет на двадцать пятом этаже тридцатиэтажного дома. Каждое утро (кроме субботы и воскресенья) он входит в лифт, спускается вниз и отправляется на работу. Вечером, вернувшись домой, он входит в лифт, поднимается на двадцать четвертый этаж, а оттуда поднимается пешком еще на один этаж.

Почему Андрей выходит из лифта на двадцать четвертом этаже?

Ответ

Он просто не достает до кнопки.

Трос

Условие

Трос растягивается на 0,5 см от нагрузки в 100 кг. На сколько сантиметров растянется трос от нагрузки в 10 тонн?

Ответ

Разорвется.

Кнопка лифта

Условие

В 9-этажном доме есть лифт. На 1-м этаже живет 5 человек, от этажа к этажу количество жильцов удваивается. Какую кнопку в лифте этого дома нажимают чаще других?

Кнопку первого этажа.

Произведение последовательных чисел

Чему равно произведение последовательных целых чисел, начинающихся числом 5 и оканчивающихся числом 5?

Нулю.

Крыша

Крыша одного дома несимметрична: один скат ее составляет с горизонталью угол 60°, другой — 70°.

Предположим, что селезень снес яйцо на гребень крыши. В какую сторону упадет яйцо — в сторону более пологого или более крутого ската?

Селезни не несут яиц.

Ливень

Условие

Человек попал под ливень, и ему негде и нечем было укрыться. Домой он пришел весь мокрый, но ни один волос на его голове не промок. Почему?

Ответ

Он был лысым.

Красная, черная, белая, зеленая

Условие

Двое гуляющих остановились около одного предмета и заспорили.

Один сказал: «Это красная». Второй возразил: «Нет, это черная». «Почему же она белая?» — спросил первый. «А потому, что зеленая». Что это?

Ответ

Куст смородины.

Двухтомник

Условие

На полке рядом стоят два тома одного произведения.

Сколько страниц находится между 1-й страницей 1-го тома и последней страницей

2-го тома, если в первом томе 320 страниц, а во втором 290 страниц?

Ответ

Только 2 обложки, поскольку второй том стоит справа от первого.

Трехтомник

Условие

На книжной полке стоит трехтомник. Толщина каждого тома 5 см.

Книжный червь прополз от первой страницы первого тома до последней страницы третьего тома (по прямой линии).

Какой путь он проделал? Толщиной обложки следует пренебречь.

Ответ

Первая страница первого тома и последняя страница третьего тома примыкают ко второму тому. Так что путь червяка равен толщине второго тома, то есть составляет 5 см.

Два поезда

Условие

Один поезд идет из Саратова в Москву, а другой — из Москвы в Саратов. Вышли они одновременно, но скорость первого в три раза больше скорости второго. Какой поезд будет дальше от Москвы в момент встречи?

Ответ

Поезда будут на одинаковом расстоянии.

СОДЕРЖАНИЕ

Практическое издание

БОЛЬШАЯ КНИГА ТЕСТОВ
Узнай себя и своих близких

Составитель *Зайцева И. А.*

Генеральный директор издательства *С.М. Макаренков*

Редактор *О. Г. Рогов*
Выпускающий редактор *Е. А. Крылова*
Художественное оформление: *Е. Л. Амитон*
Компьютерная верстка: *О. С. Габужа*
Корректоры: *Н. В. Сердюкова, С. А. Рубцова*

Издание подготовлено при участии ООО «М-ПРЕСС»

Подписано в печать с готовых диапозитивов 06.08.2007 г.
Формат 84×108/32. Гарнитура «Mysl».

Печ. л. 8,0. Тираж 5 000 экз. Заказ № 2980.

Адрес электронной почты: info@ripol.ru
Сайт в Интернете: www.ripol.ru

ООО Группа Компаний «РИПОЛ классик»
109147, г. Москва, ул. Большая Андроньевская, д. 23

Отпечатано с готовых диапозитивов в ОАО «ИПП «Курск».
305007, г. Курск, ул. Энгельса, 109.
E-mail: kursk-2005@yandex.ru   www.petit.ru